JN026744

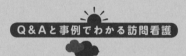

Q&Aと事例でわかる訪問看護

緩和ケアと看取りの訪問看護

公益財団法人日本訪問看護財団＝監修

平原佐斗司・本田彰子＝編集

中央法規

発刊に寄せて

　これからの地域では、認知症高齢者や医療ニーズのある中重度要介護者に限らず、重症心身障害児者など、医療も介護も必要な方、つまり、看護の必要な方がますます増えていきます。

　訪問看護師は、地域において、あらゆる年齢層の人々に対して、疾病や障害を問わず、療養生活の支援、急変時対応、さらに本人が希望すれば看取りも行います。また、重要なことですが、本人・家族の日常生活や生活環境のなかから健康を阻害する要因を見出し、健康の維持・回復を図るなど予防的なかかわりも行います。このような予防と医療と介護を一体化して提供できる看護が、地域でますます必要とされています。

　我が国では2025（令和7）年以降の問題を穏やかにクリアするために、「地域包括ケアシステム」の構築が各自治体で始まっています。"訪問看護がその要"とまでいわれるようになってきましたが、期待に応えるためには、訪問看護師を増やし質の向上を図ることが喫緊の課題です。

　実際、訪問看護ステーションの数は2010（平成22）年以降、右肩上がりで増えている状況にあります。在宅医療に対するニーズの高まりから、訪問看護ステーションの開設が急激に進んでいます。また、訪問看護ステーションだけでなく、病院・診療所の訪問看護部門も訪問看護を提供しています。近年、病院・診療所の訪問看護は漸減傾向にありますが、介護報酬の誘導による経営上のメリットや在宅復帰率を強化する目的などから、今後増えていくことが考えられます。しかし現在、訪問看護ステーション数も訪問看護師数もまだまだ不足している状況にあり、訪問看護を担う人材の確保と育成が急務となっています。訪問看護ステーション等で、生き生きと専門性を発揮して地域で活躍できる訪問看護師が地域包括ケアの整備には欠かせません。一人でも多くの方に、訪問看護に従事していただきたいと願っています。

そこで今般、訪問看護の現場で非常にニーズの高いテーマである「小児・重症児者の訪問看護」「精神科訪問看護」「訪問看護のフィジカルアセスメントと急変対応」「緩和ケアと看取りの訪問看護」「認知症訪問看護」をトピックスとして取り上げ、シリーズとして順次発刊していくこととしました。

　本シリーズでは、訪問看護の実践にあたって欠かせない知識と技術をまとめています。これから訪問看護を始めるという方も困ることがないよう、わかりやすい解説を心がけ、写真やイラストも多く使って、イメージ化しやすいように工夫しました。

　また、各巻とも基本的に、「基礎知識」「Q&A」「実践事例」の3部構成とし、関連資料もそろえていますので、現場での困り事を解決する際に、参考にしていただけると思います。

　特に、「実践事例」では、現場でよく出会う事例を紹介していますので、新人からベテランまで、すぐに看護に役立てられることでしょう。

　本シリーズでは、現場の実践者や学識経験者など、テーマごとに第一線の先生方にご執筆いただいております。ご多用のなか、ご協力賜りました諸先生方に深謝申し上げます。そして、本書が訪問看護の現場でご活躍されている皆様方の実践の一助となれば幸いです。

公益財団法人 日本訪問看護財団

はじめに

　近年、緩和ケアは、がんだけでなく非がん疾患を含むあらゆる疾患へ、小児から高齢者まで、そして緩和ケア病棟だけでなく、地域・在宅を中心とし、急性期病院や施設等あらゆるセッティングで提供されるべき包括的・普遍的なケアへと変化をとげてきましたが、がんが緩和ケアの中心課題であることに変わりはありません。

　1981年からがんが日本人の死因の第1位になってから40年以上経過しますが、この間がん治療にも、がんの緩和ケアにも目覚ましい進歩があり、社会情勢も一変しました。

　近年、分子標的薬や免疫チェックポイント阻害薬などに代表されるようながん治療の目覚ましい発展があり、外来化学療法を受けながら自宅で療養する人が増加しました。訪問看護には、化学療法を受けている方を支援するという新しいニーズが生まれ、治療中のがん患者を支援するために、がんについてより深い理解が求められるようになりました。

　もう一つの大きな変化は、がん患者の高齢化です。今世紀になり我が国は超高齢社会に入り、現在ではがんで亡くなる人の約6割が75歳以上の後期高齢者となりました。ランセット委員会は、2060年までに先進国では70歳以上の高齢者の緩和ケアニーズだけが増加すると報告しています。今後、高齢がん患者の緩和ケアのニーズはますます増加し、100年間在宅医療の最重要課題であり続けるでしょう。高齢がん患者はいくつかの老年病を含む多疾患併存状態であり、ケアが複雑になり、在宅緩和ケアにかかわる専門職には、老年医学と統合された緩和ケアの知識と技術が必要になるでしょう。

　在宅緩和ケアの根幹となる家族の姿も大きく変わりました。今や独居の看取りなど、看取る人がいない自宅での看取りも珍しくなくなってき

ています。家族力の脆弱な高齢がん患者を支援するために、地域の多職種との協働、地域のインフォーマルな資源やボランティアの連携がますます重要になってくるでしょう。

　20世紀までのがんの緩和ケアでは、最期を家で過ごすという明確な意思を持った人が在宅を選択していました。現在は、在宅を起点にして、今後の生き方を考える人がほとんどとなり、意思決定支援が訪問看護師や在宅医の重要な役割になってきています。

　2013年プラハ憲章では、人権としての緩和ケアを掲げ、適切な緩和ケアを享受するのは、国民の権利であり、国の責務としました。そして、人生の最期のつらさをとるのは医療者の責務であり、誰一人として強い苦痛と孤独のなかで旅立つことがないようにしたい。それが緩和ケアに携わる者の願いです。

　2021年7月

編集を代表して　平原佐斗司

目次　CONTENTS

第 **2** 章 **Q&A**

第 **3** 章 実践事例

第 1 章

在宅緩和ケアの
基礎知識

1 がんの基礎知識

1 在宅緩和ケアになぜ腫瘍学は必要か

がんの初期は、個別のがんの特徴の違いや治療法の違いが際立ちますが、進行期にみられる疼痛や最期の1～2か月にみられるだるさ、食欲低下、やせなどの全身症状は、がんの種類にかかわらず共通しています。がん終末期にはこのような共通する特徴があるので、私たちは個別のがんの専門家でないにもかかわらず、基本的な緩和ケアの学習を行い、経験を重ねれば、誰でも標準的な緩和ケアを実践できるのです。

緩和ケアの基本を学んだ医師や看護師が、腫瘍学を学べば、よりハイレベルな在宅緩和ケアの実践が可能になるでしょう（**表1-1**）。

例えば、がん患者と家族は、専門病院で治療法がないと説明されていても、何か他に有効な治療法がないかを期待していることも少なくありません。実際、在宅医療の場面においても、がん治療の相談を受けることがあります。在宅医や訪問看護師にも、今までの治療の妥当性や治療

表1-1	**緩和ケアを学ぶ意義**
1	患者・家族のがん治療についての相談に応える
2	がんの症状緩和について深く理解する
3	個別のがんの特徴を知り、今後起こりうる問題を予測し、早期からの緩和ケアに生かす
4	治療と並行した緩和ケアに対応する

の限界などについて判断できるある程度の知識が必要になるでしょう。

　また、腫瘍学を学び、腫瘍の特性を深く理解することは、医師や看護師が症状の要因を推測し、より的確な緩和の方法を選択することにも役立ちます。

　さらに、がんの特性を知り、がんの自然経過を理解することで、今後起こりうる症状を予測できることもあります。例えば、胃がんでは、肝転移やがん性腹膜炎が起こりやすいですが、乳がんでは骨転移や、肺・胸膜転移、脳転移が起こりやすいです。また、同じ骨転移でも、乳がんの場合は長期生存が期待されますが、肺がんの骨転移は数か月の予後と予測されます。

　腫瘍の特性を知ることで、予測的な対応が可能となり、早期からの緩和ケアや症状の出現を予測することが可能になるかもしれません。

　近年多くの分子標的薬や免疫チェックポイント阻害薬が開発され、外来化学療法が普及し、治療を受けながら在宅療養する患者が増加しています。がんの治療中の患者への訪問看護では、それぞれのがんの治療法や抗がん剤の特性・副作用などについて熟知する必要があります。特に、乳がん、大腸がんなどでは、抗がん剤治療を受けながら長期在宅療養をする事例が多いですが、大腸がんで用いられるフルオロウラシル（5-FU）による口内炎や、乳がんのパクリタキセル（タキソール）による神経障害、アンスラサイクリン系薬剤による脱毛や心不全など、抗がん剤の副作用に関する知識が必要になる場合も増えています。

2 がんの生物学的特徴

　がんは自律性増殖、浸潤・転移、悪液質などの異常なホルモン環境の出現などの生物学的特徴を有しています。

1 自律性増殖

　がん細胞は増殖シグナルを発信して、自ら増殖を促進するしくみをもっています。逆に、生体からの増殖抑制シグナルに対しての不応答性を持ち、アポトーシス（プログラムされた細胞死）を回避するしくみも獲得しています。

　また、がん細胞は、テロメアーゼを産生し、テロメアを修復することによって、正常の細胞が持ち合わせていない無限の自己複製能を獲得しています。さらに、がん細胞は持続的な増殖に必須である腫瘍性血管新生を促し、栄養分と酸素を補給しつつ、増殖するしくみも獲得しています。これらによって、がん細胞はヒト生体からの抑制を受けることなく、自律的に増殖することができるのです。

2 浸潤

　正常のヒトの細胞も細胞分裂を繰り返しますが、それはその細胞が生まれてきた組織本来の役割と節度の規則に従って行われていて、むやみに分裂・増殖はしません。ところが、がん細胞は、組織本来の役割を忘れて繁殖、増殖を繰り返し、周りの正常な組織へ侵入し、破壊していきます。これを「浸潤」といいます。

　がんは、浸潤によってがんの代表的な苦痛である疼痛を引き起こします。具体的には、腫瘍の増大等による機械的圧迫やがんの浸潤による組

織の破壊による侵害受容性疼痛やがんの神経への浸潤・破壊による神経障害性疼痛といったさまざまな種類の疼痛を引き起こします。

　また、がんは血管やリンパ管に浸潤することによって、全身の遠隔臓器に転移を引き起こします。自律性増殖能は、良性腫瘍においても認められますが、浸潤と転移は悪性腫瘍にのみ認められる特徴であると考えられています。

3 転移

　がんの「転移」とは、がん細胞が発生した場所（原発巣）から離れて、リンパ節や肝臓、肺などの他の臓器に移動して定着し、そこで再び増殖して腫瘍（転移性腫瘍）を形成することです。

　がんの転移は、原発巣からの距離によって、局所転移（local metastasis）、領域転移（regional metastasis）、遠隔転移（remote metastasis）の3つに分類されます。

　局所転移は、原発巣付近に転移するもので、原発肝がん周辺の娘結節などがこれにあたります。領域転移とは、局所リンパ節に転移するもので、大腸がんの所属リンパ節転移、肺がんの葉間リンパ節転移などがこれにあたります。遠隔転移は、原発巣より離れた遠隔部位に転移するもので、一般的にいう骨転移や脳転移などはこの遠隔転移のことです。

　また、がんの転移は転移経路によって、リンパ行性転移、血行性転移、播種（dissemination）の3つに分類されます。

　リンパ行性転移とは、リンパ流に沿って求心性に転移するもので、順行性転移です。具体例としては、口腔がんの顎下リンパ節転移、乳がんの腋下リンパ節転移、胃がんのウィルヒョウ（Virchow）のリンパ節転移などです。

　血行性転移は、血流に沿って転移するもので、がん細胞が血管壁の薄い細静脈や毛細血管に侵入し、血液の流れに乗って転移することが多

く、壁の厚い動脈からの転移は稀です。血行性転移の好発部位としては大量の血液が流れ込む肺や肝臓、骨などがあげられます。

　播種とは、腹腔などの体腔へ漿膜を突き破って連絡した腫瘍から、腫瘍細胞が体腔内に遊離して他の漿膜面に移植され、転移するものです。がん性腹膜炎やがん性胸膜炎、がん性心膜炎、がん性髄膜炎などが知られています。具体例としては、胃の印環細胞がんが卵巣へ転移するクルケンベルク（Krukenberg）腫瘍や、直腸子宮窩へと転移するシュニッツラー（Schnitzler）転移などがあります。

　がんによる死亡原因のほとんどは転移によるものです。緩和ケアでは、がんの転移の特徴を十分理解することが重要です。

3 がんの転移

1 好発部位

がんが生体のどこに転移しやすいかというと、がん細胞を運ぶ血流やリンパ流などの解剖学的特徴に沿った動きが原因の一つといえます。大腸がんが門脈血流に乗って肝臓に転移しやすいのはその代表例です。

また、がんの転移の好発部位は、がん細胞と臓器の親和性によっても決まるといわれています。これは、転移先の組織が分泌するケモカインとがん細胞の表面に発現するケモカインの受容体の関係によると推定されています。例えば、乳がんや前立腺がんが骨転移を起こしやすいこと、肺がんが脳転移を起こしやすいことなどがその例です。

次に、それぞれの代表的な遠隔転移について解説します。

2 骨転移

骨転移の多いがんは、男性では前立腺がん（75.0％）、女性では乳がん（75.2％）ですが、ほかに肺がん（54.3％）、甲状腺がん（50.0％）、腎がん（31.3％）などが続きます[1]。

骨転移を引き起こす経路としては、血行性転移が最も多く、リンパ行性転移、直接浸潤などが時にみられます。

転移部位としては、血流豊富な赤色髄の多い躯幹骨に多く、脊髄（69％）（腰椎・胸椎・頚椎の順に多い）、骨盤（41％）、大腿（25％）に多いです。その他の部位としては、肋骨、胸骨、上腕骨、頭蓋骨などがあります。

重度の病的骨折は骨転移を認める患者の約9％に生じるといわれていますが、実際の病的骨折の発生率は、乳がんは53％、腎がんは11％、肺

がんは8％、甲状腺がんは5％とがんの種類によって異なります。血液がんでは、多発性骨髄腫による病的骨折がしばしば問題となります。

　病的骨折の起こりやすさは、原発がんの種類によって特徴づけられる溶骨性、造骨性といったがんの骨転移のタイプと転移の部位によります。

　病的骨折は、腰椎などの加重部位で多く、体動時の痛みの訴えも同様に加重部位の転移で強く、逆に上肢や頭蓋骨、胸骨などでは少ないです。

　なお、脊椎の病的骨折では下肢の麻痺を引き起こし、患者のQOLを大きく損なうことがあり、予後が1、2か月以上と予測される場合は、手術による内固定も考慮する必要があります。

　在宅医療においてはすべての骨転移部位の状況を詳細に把握することは困難ですが、事前に骨転移の種類や場所、大きさがわかっていれば、骨折を防ぐ予防的な対応が可能です。

　四肢の転子部近傍の転移の場合、骨溶解型骨転移では、3分の1から3分の2の腫瘍占拠率で骨折に至るリスクが高く、転倒等のストレスには十分に注意を払う必要があります。

　脊椎では、下部脊椎のほうが重力がかかるため、骨折のリスクが高くなります。胸椎では、50〜60％以上の腫瘍占拠率と肋椎関節の破壊がある場合、腰椎では、35〜40％の腫瘍占拠率と椎弓根の破壊がある場合に病的骨折のリスクが高くなります。転倒や移動、体動時の動作に注意を払い、座位時間の制限等を行うなどの骨折予防対策が必要です。

3 肺転移

　肺転移は、進行性悪性腫瘍の患者の約30％に起こりますが、転移発見時に症状を伴うことは少ないです。

　肺がんの転移経路としては、血行性転移がほとんどで、そのため肺転

移は血流の多い下葉に多くみられます。他には、がん細胞がリンパ管の中に入り込み、リンパ液の流れに乗って肺のリンパ節にたどりつくリンパ行性転移や肺にできたがんが、気道の中を空気の流れに乗って肺の他の部位にたどりつく経気道性転移があります。

　肺に最も転移しやすいがんは肺がん（肺内転移）です。肺がん以外のがんでは、乳がん、腎がん、甲状腺乳頭がん、大腸がん、子宮頸がん、頭頸部がん、骨・軟部悪性腫瘍（骨肉腫等）、膀胱がんが多いです。他に、前立腺がん、胃がん、食道がん、肝がん、膵がん、卵巣がん、精巣腫瘍、皮膚がんなどのがんも肺に転移します。

　大腸がん、腎がん、肉腫、精巣の奇形腫の肺転移の場合では、時に治癒を目的に肺転移巣の切除が行われ、5年生存が期待できる場合があります。

4 肝転移

　血流が集まり、フィルター状の構造になっている肝臓には、肺と同様ほぼすべてのがんが転移する可能性があります。

　肝転移を起こしやすいがんは、大腸がん、胃がん、膵がんなどの消化器がんです。例えば、進行したS状結腸がんや直腸がんでは肝転移は20〜30％に発生します。次に、子宮がん、肺がん、乳がん、胆嚢がんなどが多いです。

　肝臓の転移経路としては、やはり血行性転移が最も多く、他に経リンパ行性や経動脈性がみられます。血行性転移では、特に経門脈性が多く、経門脈性の転移には消化器がんが多くみられます。経リンパ行性は胆嚢などの隣接臓器のがんが、経動脈性は乳がんなどの消化器以外のがんが多いです。

　手術による肝転移巣切除は、結腸直腸がんの肝転移で行われる場合がありますが、手術適応のある患者は約10％にすぎません。切除可能な肝

転移巣はCT上境界が明瞭なもので、2〜4個の肝転移があっても手術を行う場合もあります。切除できれば一定の割合で5年生存も期待できます。

　手術適応がない転移性肝腫瘍に対しての全身性化学療法は、原発がんの治療に準じることとなるのでここでは解説しません。原発性肝がんや肝転移の手術以外の治療としては、放射線や化学療法よりも、IVR（interventional radiology）が選択されることがあります。しかし、肝動脈の結紮ないし塞栓術は生存率の改善にはつながりません。また、埋め込みポンプによる抗がん剤の肝内注入法の適応となるのは、一部の限られた患者です。

　原発性肝がんの腫瘍や転移性肝腫瘍においては、疼痛が大きな問題になることはほとんどありません。時に、腫瘍の増大とともに肝臓の被膜が伸展することによる痛みがみられることがあります。痛みは、心窩部と右側腹部、時には背部痛として感じます。被膜の痛みに対してはNSAIDs（非ステロイド性抗炎症薬）が有効です。また、肝転移の場合は大きさだけでなく、転移の場所も重要です。肝表面に突出している肝外発育型の腫瘍では肝破裂を起こしやすく、突然死の可能性があります。肝門部の腫瘍では、閉塞性黄疸や門脈閉塞による肝不全が起こる可能性があります。

　肝転移の患者の予後は、孤立性転移の場合、発症後約18か月、腫瘍が肝全体を占めている場合は約3か月と、推測できます。

5　脳転移

　頭蓋外臓器の悪性腫瘍の脳転移率は5〜13.5％との報告が多いですが、剖検例では25〜35％に転移性脳腫瘍が発生するといわれています。

　すべての悪性腫瘍は脳に転移する可能性がありますが、脳転移の多いがんは、肺がん（51％）、乳がん（10.3％）、胃がん（4.5％）、直腸がん

（4.4％）であり、逆に肝細胞がんや肉腫、卵巣がん、前立腺がん、膀胱がんでは少ないです。

　脳への転移形式は、脳実質にはリンパ組織はないため、基本的に血行性転移です。

　全転移性脳腫瘍の75％は原発巣の発見、治療から２年以内に発生していますが、肺がんでは約７か月、乳がんでは４～５年など、がん種によって差があります。

　脳転移は通常多発性転移が多く、初発時に単発性の症例は約20％にすぎません。発生部位では、70～80％が血流の多いテント上に発生し、大脳半球の発生が全体の約45％です。特に灌流域の広い中大脳動脈領域に多く、前頭葉、頭頂葉、側頭葉、後頭葉の比率は約３：２：１：１です。テント下では小脳に多く（10～15％）、まれに脳幹、松果体、脈絡叢にも転移します。脳転移が髄膜に播種すると、がん性髄膜炎となります。

　脳転移の症状は主に、①頭蓋内圧亢進に伴う症状（頭痛、悪心・嘔吐、混乱、嗜眠、脳ヘルニア、うっ血乳頭など）、②脳の巣症状（片麻痺、言語障害、精神症状、けいれん発作、運動失調、視野欠損等）、③髄膜播種に伴う症状（頭痛、脱力、しびれ感、頸部硬直、脳神経障害、認知障害）に分けられます。

　特に頭痛や悪心・嘔吐などの頭蓋内圧亢進症状は、脳転移の約半数でみられます。頭蓋内圧亢進による頭痛はオピオイドが効かない代表的な痛みであり、ステロイドやグリセオールなどによる治療が行われます。

　脳転移に伴う精神症状も20～30％にみられます。在宅ケアで注意が必要なのは、転移した部位に一致した巣症状やけいれんです。また、絨毛がん、悪性黒色腫、腎がんなどのがんでは、腫瘍内出血を起こしやすいです。

　脳転移の治療として、手術療法が選択されるのは、転移巣が単発で、全身状態良好で、原発巣が十分にコントロールされている場合に限られ

ています。放射線照射としては、30～50Gyの術後外照射がされること
があります。脳転移に対してガンマナイフなどの定位放射線照射（SRS）
が実施される場合がありますが、適応は直径3.0cm以下で、転移数が少
ない場合です。

　多くの抗がん剤は血液脳関門（BBB）を通りませんが、イレッサな
ど一部BBBを通過する薬剤が使用されることがあります。

　保存的治療としては、脳転移に伴う頭蓋内圧亢進や脳浮腫による頭痛
や悪心・嘔吐に対し、頭蓋内圧降下剤（マンニトール、グリセオール）、
大量のステロイド投与が、けいれんの予防に抗けいれん薬の投与などが
行われます。

　脳転移患者の予後は、がんの原発巣の種類やコントロール状態、放射
線や化学療法に対する感受性、脳以外の臓器への転移巣の有無と状態
（部位、大きさ、数）、年齢、全身状態によって異なります。一般的に若
年者、全身状態良好例は予後がよいです。がん種による脳転移後の２年
生存率は、頭頸部がんは43％、子宮がんは32％、腎がんは31％、乳がん
は31％、肺がんは21％、胃・大腸がんは15％程度です。

4 腫瘍随伴症候群と悪液質

　がんは進行すると、共通して異常な内分泌・代謝状態（悪液質）が出現し、がん末期に特有な諸症状を引き起こします。腫瘍随伴症候群とは、腫瘍から分泌される物質によって二次的に発生するか、または腫瘍に向かう抗体が他の組織と交差反応した結果、腫瘍から離れた場所にさまざまな症状が出現することをいいます。

　また、がんの悪液質とは、生体から分泌されるサイトカイン（IL-6、TNF-α、IL-1、INF-γなど）や腫瘍特異的物質の産生によって、安静時代謝が亢進、エネルギー必要量が増加し、糖や蛋白、脂質の代謝異常を伴い、低栄養に陥る状態をいいます。

1 腫瘍随伴症候群

　腫瘍随伴症候群とは、原発巣や転移巣から離れた部位に生じる宿主の臓器機能障害（腫瘍による浸潤、圧迫、閉塞に伴う症状を除く）で、症状はいずれの臓器または生理系においても生じます。悪性腫瘍診断時点で約10％に認めるといわれています。出現率はがん種によっても異なり、肺由来の悪性腫瘍では頻繁にみられ、非小細胞肺がんで10％、小細胞肺がんでは50％にみられます。他にも腎がん、肝細胞がん、白血病、リンパ腫、乳房および卵巣、神経、胃および膵臓の悪性腫瘍などでみられます。最大20％のがん患者が腫瘍随伴症候群を経験すると推定されていますが、その症状が腫瘍随伴症候群であると認識されていないことも少なくありません。

　腫瘍随伴症候群の発生機序としては、不明な点もありますが、腫瘍が産生するホルモンやサイトカインなどの生理活性物質によるものと、腫瘍が誘導した異常な免疫反応による自己抗体や細胞障害性Ｔ細胞による

ものに分けられます。

　末期がん患者にしばしばみられる低ナトリウム血症や高カルシウム血症など水分と電解質の平衡異常が、ADHおよび副甲状腺ホルモン関連蛋白（PTHrP）の産生（扁平上皮がんに多い）により生じます。同様に、低血糖がさまざまな腫瘍によるインスリン様成長因子やインスリン産生により起こります。

　ギラン－バレー症候群、Lambert-Eaton 筋無力症候群、亜急性小脳変性などの神経性腫瘍随伴症候群は有名ですが、他にも、軽度の運動筋力低下、感覚低下、遠位反射消失を引き起こす遠位感覚運動性多発ニューロパシーである末梢神経障害などは比較的よくみられます。がん患者にしばしばみられる発熱（腫瘍熱）、皮膚の掻痒、下痢、白血球増加などもしばしば認められる腫瘍随伴症候群です。

　一般的に、Lambert-Eaton 筋無力症候群を除いて、腫瘍随伴症候群を伴う悪性腫瘍は予後不良とされています。

　悪性腫瘍の基礎疾患のコントロールができない状態において、腫瘍随伴症候群の治療は、症状に対する特異的な薬物治療が検討されます。例えば、異所性ADHにはミノサイクリン（ミノマイシン）、カルチノイド症候群には塩酸シプロヘプタジン（ペリアクチン）、高カルシウム血症にはビスホスフォネート製剤が用いられます。

2 がん悪液質

　がんの早期には、がんの種類によって出現しやすい症状や転移部位、効果的な治療など固有の特徴を有しますが、がんが進行すればがんの種類にかかわらず、食思不振、だるさ、体重減少、起立歩行困難、意識障害などの症状が、共通して認められるようになります。この共通した症状の多くは、がん悪液質によるものです。

　がん悪液質とは、「終末期のがん患者にみられる、るいそうを特徴と

する栄養・代謝異常、食思不振、体重減少、貧血、水・電解質の異常、免疫異常などによる進行性の全身の消耗状態のこと」と定義されます。

　がん悪液質では、がんに対する免疫応答として、生体からサイトカインの放出による炎症が発現します。がんからも同様の物質放出による炎症の誘導やグルコースの消費による生体エネルギー奪取、蛋白質分解誘導因子（PIF）による蛋白質分解亢進といった代謝の亢進・異常がみられます。これによって、筋肉や脂肪組織の分解促進によるるいそうの進行、だるさの出現、食欲の低下が認められます。

　このような、がんに伴う代謝の亢進・異常に伴う体重減少は、Cancer-Induced Weight Loss（CIWL）と呼ばれます。

　これに対して、がんによる物理的消化管通過障害や食思不振（精神的・機能的）、治療・検査による食事制限などによる摂取量の減少に伴う体重減少はCancer-Associated Weight Loss（CAWL）と呼ばれ、積極的な栄養的介入が妥当です。

　がん悪液質に伴う経口摂取低下や身体機能（PS）の低下、安静時呼吸困難やせん妄などの全身症状は、Palliative Prognostic Index（PPI）などの予後予測スケールや看取りのパスといわれるLiverpool Care Pathway（LCP）の開始基準などの指標として用いられています。

　終末期になると、CRPなど炎症反応の上昇（腫瘍性炎症）がみられるようになり、だるさや食思不振が出現します。このようながん悪液質に伴う症状に対しては、IL-1、IL-6、TNF-α、INF-γなど炎症性サイトカインの増加を抑制し、食欲を改善する目的でステロイドが投与されることが多くあります。ステロイドは免疫反応を抑制し、炎症性サイトカインの放出を抑えると同時に、中枢神経に働きかけて食欲を増進させます。

　がん末期で体重減少が進行すると、患者の尿に蛋白質分解誘導因子（PIF）が認められるようになります。がん細胞から放出されたPIFは、筋蛋白の崩壊を促進しますが、エイコサペンタエン酸（EPA）の投与

によって、PIFの作用が抑制されることが確認されており、がん末期の
栄養療法として注目されています。

5 腫瘍関連緊急事態

腫瘍関連緊急事態（oncologic emergency）とは、がん自体あるいはがん治療に関連した原因により、生命の危機が切迫している状態を示すもので、緊急の診療が必要とされる病態です。進行期のがん患者の約15%程度に認められるといわれています。

腫瘍関連緊急事態といってもその緊急度はさまざまであり、緊急の対応が必要となり致命的となる状態から、緊急対応が必要であるが致命的にならない状態、さらには緊急対応が不要で、致命的でなく、後遺症を残さない状態も含まれています。

その原因としても、がんそのものに関連する事象から、がんに対する治療に関連する事象、併存疾患に関連する事象まで含まれます。

具体的には**表1−2**のような腫瘍関連緊急事態が知られています。

表1−2 **腫瘍関連緊急事態**

心血管系	上大静脈症候群	神経系	脊髄圧迫
	心タンポナーデ		がん性髄膜炎
	肺梗塞・塞栓症		頭蓋内圧亢進
呼吸器	気道狭窄	感染症	腫瘍と易感染性
	がん性リンパ管症		好中球減少と感染
	喀血	腫瘍随伴症候群	高カルシウム血症
腔閉塞・ろう孔形成	腸閉塞		SIADH
	胆管閉塞	腫瘍溶解症候群	
	尿路閉塞		
	ろう孔形成		

引用文献
1) 日本臨床腫瘍学会編：骨転移診療ガイドライン，p2，南江堂，2015.
参考文献
○ Lynn, J.: Serving patients who may die soon and their families. JAMA, 285 (7), 2001.
○ Morita, T., Tsunoda, J., Inoue, S., Chihara, S.: The palliative prognostic index：a scoring system for survival prediction of terminally ill cancer patients. Support care cancer, 7：128-133, 1999.
○ Pirovano, M., Maltoni, M., Nanni, O., et al.: Palliative prognostic score：a first step for the staging of terminally ill cancer patients. J Pain symptom Manage, 17：231-239, 1999.
○ 内富庸介・藤森麻衣子編：がん医療におけるコミュニケーション・スキル　悪い知らせをどう伝えるか，p11〜17，医学書院，2007.
○ Karen, M. D., Andrew, D. H., Michael, C. R., et al.: The impact of advance care planning on end of life care in elderly patients：randomised controlled trial. BMJ, 349：c1345, 2010.
○ Davies, E., et al. (ed): Better Palliative Care for Older People. World Health Organization Europe, 2004. (http://www.euro.who.int/document/E82933.pdf)
○ 福原俊一ほか：日本人及び日系米国人の終末期医療における意思決定モデルに関する研究(http://www.pfizer-zaidan.jp/fo/business/pdf/forum5/fo05_053.pdf)
○ Maria, J. S., Scott, Y.H. K., Kenneth, M. L.: Advance Directives and Outcomes of Surrogate Decision Making before Death. N Engl J Med, 362：1211-1218, 2010.
○ Wendler, D., Rid, A.: The effect on surrogates of making treatment decisions for others. Annals of Internal Medicine, 154：336-346, 2010.
○ Karlawish, J. H., Quill, T., Meier, D. E.: A Consensus-Based Approach to providing palliative care to patients who lack decision making capacity. Annual of Internal Medicine, 130：835-840, 1999.

6 がんの「病の軌跡」の理解

1 終末期の軌跡——がんの軌跡の特徴

　リン（Lynn, J.）らは終末期の疾患軌道を、「がん等のモデル」「心肺疾患などの臓器不全モデル」「認知症・老衰モデル」の3つに分類しています（**図1−1**）。

　がん以外の疾患の軌跡は、脳卒中のように突然発症するもの、腎不全や肝不全のように潜在的に進行するもの、心疾患や呼吸器疾患のように急性増悪を繰り返すもの、アルツハイマー型認知症のように緩やかに機能が低下するもの、ALSのように比較的早く呼吸や嚥下機能が低下し、生命の危機が訪れるものなど多種多様であり、もともとの疾患の軌跡に共通性がほとんどありません。

　これに対して、がんの軌跡の特徴は、再発したがんの多くは、治癒が困難であること、最期の1〜2か月で全般的機能が急速に低下するということです。

　がんは、原発巣や種類が違っても、症状や臨床経過において、一定の

図1−1 終末期の疾患の軌跡

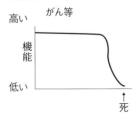

比較的長い間機能は保たれ、最後の2か月くらいで急速に機能が低下する経過

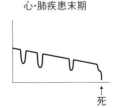

急性増悪を繰り返しながら、徐々に機能低下し、最後は比較的急な経過

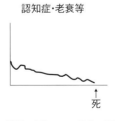

機能が低下した状態が長く続き、ゆっくりと徐々にさらに機能が低下していく経過

Lynn, J.: Serving patients who may die soon and their families. JAMA, 285（7）, 2001.（篠田知子訳）

共通性・法則性が認められ、その共通性・法則性は終末期になるほど顕在化します。これは、前述したようにがんそのものがもつ病理的特徴に由来しています。

　がんの基本的病態は、自律増殖と浸潤・転移であり、進行したがんは侵害受容器や神経に浸潤し、比較的早期から疼痛が出現し、疼痛は増強しながら長期に持続します。そして、原発巣や転移臓器でのがんの増殖により、呼吸困難、麻痺、イレウス、肝不全など臓器の機能不全に基づく苦痛を引き起こします。最期には異常な内分泌・代謝状態である悪液質を引き起こし、だるさや食思不振、痩せ、そして起立・歩行困難、傾眠などほとんどのがんに共通した全身症状を引き起こすのです。

2 がんの予後予測

　最期の1～2か月で急速に全般的機能が低下することが、がんの軌跡の最大の特徴であり、あらゆる面で介護が必要となるのも、最期の1～2か月であることが多いです。そのため、長期の介護が困難でも、2～3か月間の介護が可能な体制がとれれば、訪問診療や訪問看護など、適切な在宅緩和ケアを受けることで、自宅での看取りが可能です。

　末期がんの予後予測スコアには、Palliative Prognostic Score（PaP）やPalliative Prognostic Index（PPI）などがあります。PPIは、経口摂取低下やADLの低下、意識の低下など終末期の悪液質の諸症状や、呼吸困難の出現など終末期にみられる症状や所見のみを指標とし、3週間の予後を予測するものです（**表1-3**）。一方、PaPはこれらに検査データが加わり、臨床医の主観的な生存予測を重視して、30日の生存確率を予測するものです[1]。

　ただし、必ずしもこのような予後予測指標を用いなくても、**表1-4**のような終末期の各ステージの症状に注目しておくと、おおまかな予後予測を行うことができます。

表1-3 **Palliative Prognostic Index(PPI)**

Palliative Performance Scale(PPS)*	10～20	4
	30～50	2.5
	≧60	0

＊正常の活動が可能で症状なしの100点～常に臥床／傾眠または昏睡の10点

経口摂取量	著明に減少（数口以下）	2.5
	中程度減少（減少しているが数口よりは多い）	1
	正常（消化器閉塞のため高カロリー輸液を施行している場合は0点）	0
浮腫	あり	1
	なし	0
安静時の呼吸困難	あり	3.5
	なし	0
せん妄	あり（原因が薬物単独、臓器障害に伴わないものは含めない）	4
	なし	0

＊合計得点が6より大きい場合、患者が3週間以内に死亡する確率は感度80％、特異度85％、陽性反応適中度71％、陰性反応適中度90％
＊ PPS：時に介助が必要で、家事などを行うことは難しいが日中ほとんど起居して生活できるようであれば0点、全介助状態で常に臥床しており、数口程度の経口摂取で、傾眠傾向があれば4点、これらの間が2.5点となります

Morita, T., Tsunoda, J., Inoue,S., Chihara, S.：The palliative prognostic index：a scoring system for survival prediction of terminally ill cancer patients. Support care cancer, 7：128-133,1999. を一部改変

3 病の軌跡の理解

　近年、終末期のillness trajectory（病の軌跡）の重要性が注目されています。病の軌跡の正しい理解は、医療者はもとより、患者家族にとっても極めて重要です。

　患者や家族にとって、終末期の病の軌跡を知ることは、これから病がどのように変化し、どのように自分の心身や生活が変わっていくのか、支えてくれる資源はどこにあり、どのタイミングで何を準備し、何を利用すればよいのかが理解できます。

　むろん、実際の軌跡は不確実で、予測不可能な要素も少なくありません。

表1-4　ターミナルステージとがん末期の諸症状

ターミナルステージ	予　後	患　者　の　状　態
ターミナル前期	6か月〜数か月	痛みはあるが、他の症状の出現は少ない ADLは保たれ、日常的なことは自立 社会的役割の喪失、精神的苦悩
ターミナル中期	数週間	だるさ、食欲低下、呼吸困難、吐き気、便秘、起立歩行困難（2週間）、移動困難、嚥下困難 眼の力がない
ターミナル後期	数日	呼吸困難、疼痛、せん妄（48時間）が強く、時に緩和困難、ADL寝たきり。水分も含めた経口摂取困難。意識低下し、会話困難。
死亡直前期	数時間	尿量減少、呼吸の変化（死前喘鳴）、下顎呼吸、チアノーゼ、血圧の低下（数時間）

　しかし、病の軌跡の正しい理解は、その"変化"に自らを適合させることを助け、患者や家族の生活をコントロールすることを容易にするでしょう。

　また、病の軌跡の理解は、医療者が計画を立てたり、積極的な治療と緩和ケアを統合した適切な医療を提供することを助けます。その知識に基づいて、医療者は患者と家族の終末期の意思決定を支援し、患者や家族の変化への適応を促す"チェンジエージェント"としての役割を果たすことができます。

　通常、患者と家族は自然に終末期の病の軌跡を理解することはないと考えられています。重要なのは、医療者ががんの軌跡に関する知識をもち、不確かで、不確実な終末期の経過について洞察する力をもつこと、そのうえで患者と家族にきちんとした説明責任を果たすことです。この際、患者の価値観や人生を理解したうえで、生き方につながる情報をわかりやすく伝え、患者と家族がこれからどう生きていくかという相談に継続的に向き合う姿勢をもつことが重要です。

引用文献

1) Pirovano, M., Maltoni, M., Nanni, O., et al.：Palliative prognostic score：a first step for the staging of terminally ill cancer patients. J Pain symptom Manage, 17：231-239, 1999.

参考文献

○ 内富庸介・藤森麻衣子編：がん医療におけるコミュニケーション・スキル　悪い知らせをどう伝えるか，p11〜17，医学書院，2007.

○ Karen, M. D., Andrew, D. H., Michael, C. R., et al.：The impact of advance care planning on end of life care in elderly patients：randomised controlled trial. BMJ, 349：c1345, 2010.

○ Davies, E., et al.（ed）：Better Palliative Care for Older People. World Health Organization Europe, 2004.（http://www.euro.who.int/document/E82933.pdf）

○ 福原俊一ほか：日本人及び日系米国人の終末期医療における意思決定モデルに関する研究（http://www.pfizer-zaidan.jp/fo/business/pdf/forum5/fo05_053.pdf）

○ Maria, J. S., Scott, Y.H. K., Kenneth, M. L.：Advance Directives and Outcomes of Surrogate Decision Making before Death. N Engl J Med, 362：1211-1218, 2010.

○ Wendler, D., Rid, A.：The effect on surrogates of making treatment decisions for others. Annals of Internal Medicine, 154：336-346, 2010.

○ Karlawish, J. H., Quill, T., Meier, D. E.：A Consensus-Based Approach to providing palliative care to patients who lack decision making capacity. Annual of Internal Medicine, 130：835-840, 1999.

7 終末期の意思決定支援の基本

1 shared decision making

　がんの終末期の意思決定においても、shared decision making（SDM）が推奨されています。最初に患者の病状に対する理解を尋ね、患者に合わせた情報を提供しながら、合意点をみつけていく方法（ask-tell-askアプローチ）を意識するとよいでしょう。

　その具体的な方法として、まず、医療者は患者が自身の疾患や状態をどのように理解しているかを尋ね（ask）、患者がどこまで理解しているかを把握するとともに、誤解や不安が患者自身のケアに対する考え方にどのように影響を与えているかを知ります。

　在宅患者だからといって、終末期であるという決めつけや緩和ケアへの移行を前提に話を進めると、信頼関係の構築が損なわれることもしばしばあり、注意が必要です。私たちは、在宅患者と家族のなかには最後まで力を尽くしてもらいたいと思っている人が少なからずいることを十分理解しておく必要があり、最善の治療を行ってきた、あるいは続けているという前提を崩さずにケアの話をすることが大切です。できれば、患者本人や家族の治療やケアに対する希望、今後どのような生活をおくることを期待しているかを最初に聞き出すようにするとよいでしょう。

　そのうえで、患者が聞きたいと望む範囲で、消化不良を起こさない程度の情報を伝え（tell）、患者がもっている知識に加えて新しい情報を提供し、誤解を正したり、状況に適合できるような変化を促進します。

　患者と医療関係者に、患者は終末期に何を大切だと考えていると思うかについて調査した研究では、「終末期の苦痛の緩和」と「残された時間の把握」は医療者も患者本人もともに重要と考える傾向があります

が、「心の平静を保てること」「家族の重荷にならないこと」「社会の重荷にならないこと」「誰かの役に立つこと」「人生を完結したと感じること」などは、患者は大切だと考えているのに対して、医師はあまりそう考えない傾向があることに注意が必要です。つまり、意思決定にあたっては、スピリチュアルな側面や社会的側面を十分に配慮することが重要です。

そのうえで、医療者が患者の視点に立ち、患者の価値観、望み、疾患の状態に合わせた提案をするようにします。

最後に、患者や家族の不安について、オープンに聞く（ask）ことを忘れないようにします。

2 悪い情報を率直に伝えつつ、期待できる最善の話をする

終末期の意思決定においては、積極的ながん治療の説明か、治療法が何もないという両極端の説明になりがちです。その結果、今後確実に起こる終末期の変化に対してまったく準備ができていなかったり、ただ絶望的になっている患者家族も少なくありません。

今後起こりうることを説明する際に重要なことは、医学的な妥当性をもって予測している悪い情報について率直に告げながらも、患者家族の希望に沿って期待できる最もよい経過についても併せて説明することです。

特に悪い情報を伝えるときには、さまざまな配慮が必要になります。お互いがきちんと落ち着いて伝えあえる場を設定し、共感的態度をもち、事実を簡潔に率直に話し、どんなときも希望を失わないように支持的態度で付加的な情報を伝えるようにします。さらに、患者のスピリチュアリティに注目し、医療者が苦しみを理解しようとしていることを示す情緒的サポートは非常に重要です[1]。

3 早期からの意思決定支援

　advance care planning（ACP）のある患者は、患者の終末期の希望が尊重され、患者が死亡した後の遺族のストレスや不安、うつが少ないことがわかっています[2]。ACPとは、「将来意思決定能力がなくなったときに備えて、あらかじめ自分が大切にしていること、治療や医療に関する意向、代理意思決定者などについて専門職者と話し合うプロセス」（NHS、2007）と定義されています。ACPにおいては、できるだけ早い段階から積極的に本人の意向を確認すること、なるべく早期から行うこと、患者自身による意思決定の重要性が強調されています[3]。

　つまり、意思決定は、治らない病であることを認識した時点から患者と家族、医療者が、話し合いを通じて患者の気がかりや価値観を引き出し、将来に向けてケアを計画し、人生の目標を共有する過程を幾度も繰り返していくことが重要で、終末期の意思決定もこのようなプロセスの一過程ととらえることができるのです。

　このような話し合いを、定期的に、または状況の変化に伴い、何度も繰り返すことによって、医療者は患者と家族のナラティブへの深い理解を得、患者や家族は心身の変化に対する誤解を解いて、より正しい理解へ近づくことができるのです。そして、この経過を通じて患者－家族－医療者の相互理解が深まり、意思決定に関係する人たちの集団の意思へと変化していきます。この過程のなかでは、状況の変化に応じて、一度決めた決定が覆ることも意思決定プロセスの一環ととらえることが重要です。

　特に、我が国の文化的背景においては、患者の意思を中心に据えながらも患者と生活をともにし、絆で結ばれている家族を一つの単位として考え、本人を中心とした集団の意思を尊重していくことの重要性が指摘されています[4]。

4 療養場所の決定の重要性

　最期の時間をどこで過ごすかを決定することは、終末期の意思決定において重要なポイントです。

　このとき、患者に必要な医療技術の高さや家族などの介護力だけで、療養場所を決めるべきではありません。自宅でもオピオイドの持続皮下注や胸水や腹水のコントロールなどは十分可能で、技術的な問題で在宅医療が不可能な例はほとんどありません。在宅療養が困難となる最大の要因は介護力ですが、本人の意向が強ければ、独居でも在宅看取りができる地域も少なくありません。

　本人がどこで最期の時間を過ごしたいと希望しているかを最も重視して療養の場を決定していくことが基本です。その理由は、本人の望んだ場所で最期の時間を過ごした人のほうが圧倒的にQOLが高いことがわかっているからです。人生の最期の時間を、どこで誰とどのように過ごしたいという本人の意向を最大限尊重し、最期の望みがかなうようにチームが動き、環境を整えることが重要です。

　我が国や欧米のさまざまな調査から、治癒を望めない病気を抱えた人の望ましい療養の場は、本質的な意味で家を中心とした地域（生活の場）であることも明らかです。医学的に考えても、高齢者では入院など生活の場が変わることのダメージ（relocation stress syndrome）は極力避けるべきで、可能な限り住み慣れた場で過ごすことが好ましいです。末期がん患者においても、自宅で過ごすことで身体や魂の痛みが和らぎ、人生の意味を見いだしやすくなります。

5 代理意思決定にかかわる問題

　高齢者の4人に1人が意思決定能力に問題があるといわれており、一般高齢者においても自己決定が難しい患者は少なくありません。

また、我が国のがん患者のうち死亡時の年齢が75歳以上の患者はすでに過半数を超えており、がん患者の高齢化が進んでいます。高齢がん患者では、認知症など自律が障害される疾患が多く合併しています。

　そして、終末期にある患者の70.3％は、意思決定が必要なときに意思決定能力をもっていないといわれています[5]。

　このような理由から、家族が肉親の生命に関する決定をしなくてはならない場面は決して少なくありません。

　一方で、代理意思決定を行った家族の3割以上が精神的にネガティブな影響をうけている[6]といわれており、コンセンサス・ベースド・アプローチ[7]などの手法を用いて、積極的に家族の代理意思決定を支えるのも医療者の重要な役割と考えられます（**表1−5**）。

表1−5　コンセンサス・ベースド・アプローチの方法

1	**意思決定に参加する人を決定** 　直接介護にかかわっていない遠方の息子なども含め、なるべく全員
2	**患者がどのような経過でこのような病にいたったかを説明** 　病の自然経過の説明、発症から今日に至る経過 　どのように治療され、どのようにケアされてきたか
3	**今後患者の病がどのように推移するかという見込みを伝える** 　予後の予測と、症状の変化について説明する
4	**患者の QOL と尊厳について代弁** 　医療や生命にかかわるエピソードから、患者の推定意思を話し合う
5	**最後にデータと経験に基づいたガイダンスを与える** 　延命治療についてのエビデンスを伝える

引用文献

1) 内富庸介・藤森麻衣子編：がん医療におけるコミュニケーション・スキル　悪い知らせをどう伝えるか，p11～17，医学書院，2007.

2) Karen, M. D., Andrew, D. H., Michael, C. R., et al.: The impact of advance care planning on end of life care in elderly patients：randomised controlled trial. BMJ, 349：c1345, 2010.

3) Davies, E., et al（ed）：Better Palliative Care for Older People. World Health Organization Europe, 2004.（http://www.euro.who.int/document/E82933.pdf）

4) 福原俊一ほか：日本人及び日系米国人の終末期医療における意思決定モデルに関する研究（http://www.pfizer-zaidan.jp/fo/business/pdf/forum5/fo05_053.pdf）

5) Maria, J. S., Scott, Y.H., Kim, M. D., Kenneth, M. L.: Advance Directives and Outcomes of Surrogate Decision Making before Death. N Engl J Med, 362：1211-1218, 2010.

6) Wendler, D., Rid, A.: The effect on surrogates of making treatment decisions for others. Annals of Internal Medicine, 154：336-346, 2010.

7) Karlawish, J. H., Quill, T., Meier, D. E.: A Consensus-Based Approach to providing palliative care to patients who lack decision making capacity. Annual of Internal Medicine, 130：835-840, 1999.

参考文献

○ Lynn, J. Serving patients who may die soon and their families. JAMA, 285：7, 2001.

○ Morita, T., Tsunoda, J., Inoue, S., Chihara, S.: The palliative prognostic index：a scoring system for survival prediction of terminally ill cancer patients, Support care cancer, 7：128-133, 1999.

○ Pirovano, M., Maltoni, M., Nanni, O., et al.: Palliative prognostic score：a first step for the staging of terminally ill cancer patients. J Pain symptom Manage, 17：231-239, 1999.

8 意思決定支援の方法

1 意思決定の状況の調整

　人は困難な状況に陥ったとき、何を考えるのでしょうか？

　自分自身、または大切な家族が病気になり、身体も心もつらい状況のなかで、冷静に、納得して今後にかかわる重要な選択をすることはかなり困難です。どんなに悩んで決めていったことでも、後悔が残ります。「もしあのとき、別な選択をしていたら、今違う時間を過ごしているのかもしれない」。これは遺族から話を伺ったときに聞く言葉であり、自分自身大切な家族のことを思うときにいつも心に浮かぶ言葉でもあります。

　意思決定とは、「ある目標を達成するために複数の選択可能な手段のなかから最適なものを選ぶこと」とされます。

　近年がんに対する治療は手術、放射線療法、抗がん剤による化学療法、内分泌療法など、多数の選択肢があります。最近は、医療機関からの情報だけでなく、書籍やインターネットなどからも情報を手に入れられるようになってきました。患者と家族は、がんの診断・告知から治療期間、再発、終末期に至るまで、多くの意思決定をしなければならない状況にあります。

　医療技術の進歩に伴い、選択肢の数が増えるとともに、何が自分にとって最もよいことなのかという判断が難しくなっているなかで、患者自身が選ぶことができない場合や、家族間でも意見が食い違うとき、私たち看護師やケアを提供する人たちは、困難感やジレンマを抱える場面が多くあります。患者や家族が、今、目の前にある課題や今後の療養方針について、選択肢のなかから一番納得ができ、安心して満足のいく方法を選ぶことができるように、傍らにいる看護職としてどのようなかか

わりが必要なのか、考えていきたいと思います。

2 よりよいコミュニケーション

　患者や家族は時間が限られるなかで、生命に直結した選択を次々にしていく必要があります。納得できる意思決定支援のためには、よりよいコミュニケーションが重要となります。コミュニケーションの語源は、ラテン語の「communicare（共有する、分かち合う）」で、2人以上の人間同士が意思や感情、情報などを相手に対して伝え、相手からも受け取り、共有することです。言葉のキャッチボールとして、相手の受け取りやすいタイミング・早さ、受け取りやすい場所に投げ、受ける方はボールを脚色せずにキャッチし、今後は相手に対して同じように相手が受け取りやすいボールを投げ返していきます。

　コミュニケーションは、その人個々の意思や感情、価値観などの情報のやりとりをしながら、お互いの共通点をつくり出し、共有していくことです。

　キャッチボールが続くためには、いくつかの前提があることを意識していく必要があります。

1 ■ コミュニケーションの目的

　コミュニケーションは、一方的に情報を伝えることではなく、共有することです。しかし、お互いの目的に違いがあるとうまくいかないことがあります。振り返ってみると、お互い伝えたいことは一方通行で、自分の思う方向へ誘導する場合や、促している場合もあります。知識や情報の共有だけでなく、目的も共有し、お互いがよい関係をつくり、互いの意思や価値観を伝え合うことが大切です。

2 ■ 共通言語

同じ日本語であっても、職種や職業、地域、年代によって、その言葉が意味することや聞く側が受ける印象が違います。特に自分たちが使う専門用語は、日々習慣化しているので、専門用語と意識していない言葉もあります。仕事のときだけではなく、普段の生活のなかで使う言葉を少しだけ意識してみましょう。

3 ■ 知識

お互いは「常識」と思っていることでも、食い違うとうまくいかないことがよくあります。各職種が、専門分野はわかっていても専門以外はわかっていないこともあります。お互いがもつ知識には差があることを認識しておきましょう。患者や家族だけでなく、ケアにかかわる多職種がお互いに必要な知識と受け取れる量、言葉などを考えながら進めていく必要があります。

4 ■ 役割や立場

話す内容には、人間関係における役割や立場が反映され、立場によって話す内容も変わってくる場合があります。立場を入れ替わることはできませんが、想像することはできます。お互いの立場や役割についても配慮していくとよいでしょう。

これらの前提をふまえて、コミュニケーションとは情報を伝えるのみでなく、共有することであり、目的や知識の差を確認しながら、相互に大事な思いをやりとりすることといえるでしょう。

3 誰が意思決定をするのか

医療の高度化に伴い、一人ひとりに合わせた治療やケア・療養場所の選択肢が増えるなか、さらに患者や家族の関係性や環境も複雑になり、

「選ぶ」ことはますます難しくなっています。「治療方法は、これとこれがあります。次の受診までに本人とご家族で相談して決めてきてくださいね」と説明されるなか、言葉の意味の理解が難しい状況で途方にくれている人たちもたくさんいます。意思決定は、患者や家族だけが決めるのではなく、医師や看護師、その他ケアの提供にかかわる人達の支援が必要です。個々の状況に合わせて納得できる最善の選択ができるよう、意思決定を支援する人たちがともに考え、導きだしていくプロセスそのものが意思決定支援につながります。

4 身体症状の緩和

　大切な意思決定支援を行うにあたり、患者本人の身体症状が可能な限り緩和されている必要があります。がん患者の7割はいずれかの時期に痛みを経験するといわれており、他の複数の不快症状も重なります。患者自身の苦痛体験とともに、傍らにいる家族もつらい思いをすることになります。身体がつらいときには、何かを考えることすら困難になっています。医療者は十分に身体症状の緩和につとめなければなりません。

　また、終末期の2週間前には、患者自身で意思決定を行うことが困難になることが多いため、日頃から今後予測されることを考慮して対応していく必要があります。

5 ナラティブ（語り）の重要性

　患者や家族がこれまでの経験について語ることをとおして、患者が抱える問題を全人的に把握し、患者と医療職が対話を通じてよい関係性をつくり、お互いに満足のいく治療を行うことを目的とした医療が、NBM（Narrative Based Medicine）です。

　意思決定では、これまでどんな症状や治療を行ってきて、それらをど

う感じてきたかや、これまでの生きてきた歴史や思い、考え方を聞くことによって、どんな価値観をもち、何を大事にしているのかを共有することが重要となっています。

　看護師やケアを提供する職種は、ケアをしながら、日常生活のなかでの何気ない会話のなかから、患者や家族の語りを傾聴します。そして患者や家族も、語りに耳を傾けてもらうことで相手を信頼でき、よい関係性をつくっていくことができるのです。また、語ることによって、患者や家族自身がその経験に新たな意味付けや価値観を見いだしていくことができるのです。お互いが影響しあって今後の方向性を見いだしていくことに役立ちます。

6 意思決定の流れ

　それでは実際にどのような場面、流れで意思決定に至るのでしょうか？　患者や家族が混乱のなかにいるときは何から始めればよいのかわからなくなりますね。患者や家族と一緒に一つひとつ、できる範囲で整理をしてみましょう。

・今、意思決定をしなければならないことは何でしょうか？
・なぜ意思決定しなければならないのでしょうか？
・いつまでに決めなければならないのでしょうか？
・意思決定にあたり必要な情報は何でしょうか？
・必要な情報のうちわかっていることは何でしょうか？わからないことは何でしょうか？
・意思決定にあたり、どのくらい選択肢がありますか？
・各選択肢のメリット・デメリットは何でしょうか？
・メリット・デメリットのうち患者や家族が大事にしたいと思っていることは何でしょうか？
・そのうえでそれぞれの選択肢の優先順位はどうなりますか？

・患者・家族と一緒に意思決定支援にあたる人（医師・看護師・ケア提供者など）が、選ぶ選択肢の優先順位はどうでしょう？

　これらは質問の答えを明確に出すことが目的ではありません。患者や家族と話し合うなかで、何を大事に思っているのか、それぞれの価値観に気がついていくきっかけになり、もし今後患者自身が意思表示できなくなったときの助けになるかもしれません。

7 アドバンス・ケア・プランニング

　アドバンス・ケア・プランニング（ACP）とは「人生の最終段階の医療・ケアについて、本人が家族等や医療・ケアチームと事前に繰り返し話し合うプロセス」をいいます。このなかには、アドバンス・ディレクティブやリビング・ウィル、DNAR（心肺蘇生術に関する意向確認）、代理意思決定者の選定を含みます。アドバンス・ディレクティブは、患者が今後意思決定能力を失った際に、自らに行われる医療行為についての意向を事前に表明する指示（書）を指します。また医療行為のうち、終末期における延命処置に関する自分の希望・意思を表した書面をリビング・ウィル（日本）といいます。病院でよく使われているのは、DNARです。

　さらに、患者が自分で意思決定できなくなったときに、患者の意思を尊重し代理で意思決定を行う人をあらかじめ決めておくことも必要です。

　アドバンス・ケア・プランニングとは、これらのことを話し合うプロセス全体をいい、どんな価値観の人たちがどう考え、話し合うなかでそれぞれの思いや価値観を共有できることが大事であり、その結果としての意思決定があることが重要となっています（**図1-2**）。

図1-2　アドバンス・ケア・プランニング

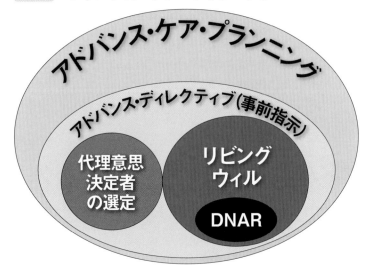

8 ケア（医療・介護）の倫理姿勢（原則）

　意思決定支援にかかわるものとして、医療や介護に従事していく根底にある倫理姿勢はどうあるべきでしょうか？　清水は3つの倫理姿勢（原則）を示しています[1]。

1）人間尊重（相手を人間として尊重する）

　　相手を人間として尊重しつつ、コミュニケーションをとおして活動を進める

2）与益（相手の益になるように）

　　相手にとってできるだけ益になるように、害にならないようにする

3）社会的視点での適切さ

　　自らの医療・看護活動を社会全体を見渡す視点に立ってチェックして、適切であるようにする

　日々の看護やケアのなかで、また意思決定を支援するなかでこの倫理姿勢は常に意識していきます。

9 チームアプローチ

　ここでいうチームは医療職だけではなく、さまざまな専門職から地域に生活している患者・家族をサポートしてくれる人たちまでを含めます。

　人には多面性があり、価値観もさまざまです。自分自身は限られた世界のなかに生きていることを自覚したうえで、目の前にいる相手と価値観を共有するためにも、お互いの価値観を知る機会が必要です。そのなかで相手が大事にしていることを、自分も大事にできる関係性がつくられていくと考えられます。

　意思決定は絶対的なものではなく、変わりえるものであり、また変わらない部分も大事にされていく必要があります。話し合いから得られるものは相互理解・信頼関係であり、意思決定においてその人が尊重されるということは、その人の価値観が尊重されるということです。私たちは専門職でもあり、地域に住む生活者でもあります。いざというときに後悔しないよう、日頃から互いの価値観を大事にしながら、患者・家族にとって何が最善か考えていけるような関係性と地域づくりが今、求められています。

第1章　在宅緩和ケアの基礎知識

引用文献
1) 石垣靖子・清水哲郎編：臨床倫理ベーシックレッスン　第1版, p40-44, 日本看護協会出版会, 2012.

物語られるいのちの尊重

　意思決定支援は臨床倫理の中心課題です。医療の対象である人の人生は、その人しか生きることができないからです。その人にとって最善で、しかもその人が望んでいる生きかた、今抱えているさまざまな状況、これからどう生きたいのかを尊重し、支援するのが私たち医療者の役割だからです。

　これまでの医療における方針決定の変遷を振り返ってみますと、医師の権威と裁量権による決定の時代が長く続きました。いわゆる父権主義、パターナリズムと呼ばれるものです。専門家が一番よくわかっているので専門家に任せたほうがよいというもので、パターナリズムは医療者と患者・家族との強い信頼関係があって成り立っていました。しかし、特に欧米においては自分の人生を生きる主体として、方針決定をたとえ専門家といえども他者に任せることへの反動として、自己決定・自律尊重の時代になりました。医師は必要な情報を患者に話し、医療の受け手が治療方針や療養の場の選択などについて自ら決めるというものです。しかし、所詮素人である患者はたとえ医師から十分な説明を受けたとしても、方針を自分で決めることに困難を伴うことが多いものです。そのような経過のなかで、今は情報共有合意モデルの時代になりました。

　私たちは二つの life を生きています。一つは身体としての生物学的生命、そしてもう一つは、その身体をもって生きている一人ひとりの異なる人生・生活、すなわち物語られるいのちです。私たちは誰もが自分だけの物語を生きる存在です。医療は生物学的生命に焦点を当てますが、治療とケアの方針決定は、物語られるいのちを核として考えることが大切です。本人の最善を生物学的な状態だけで判断することはできないからです。人生という物語への視点が必要です。一人ひとりの人生は異なりますので、唯一の「正しい」選択というものはないのです。

　確認しますが、意思決定のプロセスでは身体状況の査定とそれに基づいた適切な治療方針を伝えること、加えて大事なことは、同じ診断、同じステージでもそれを受ける人は一人ひとりが異なる存在であり、それぞれが固有の人生を生きていることを尊重するということです。生物学的な状況だけで治療方針の決定がなされるのではなく、むしろ医療を受ける人の固有の人生や価値観、いまおかれているさまざまな状況、これ

からどう生きたいのかなど、すなわち、物語られるいのちについて理解を深め、最善の選択について対話を重ねながら合意を目指すプロセスこそが重要なのです。

そしてこれは医療の質を担保するものであり、臨床倫理の中核をなすものでもあります。

（石垣靖子）

図1-3　意思決定のプロセス　情報共有―合意モデル

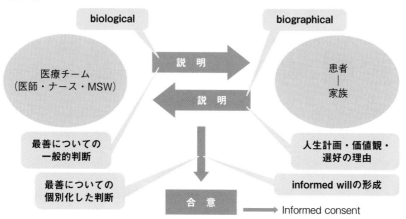

2 訪問看護の導入と開始

1 在宅での緩和ケアとは

1 緩和ケアの定義と内容

　緩和ケアに至るまでのケアの歴史をさかのぼると、中世ヨーロッパのホスピスで行われていたターミナルケア（終末期医療）が原点となります。ホスピスとはもともとは中世ヨーロッパにおける、旅の巡礼者を宿泊させる修道院や小さな教会を指していました。こうした修道院は、戦時中には傷ついた人々にとっての安息のための診療所として機能し、そこではいかなる宗教・信条も問われなかったといいます。

　近年になり、このホスピスケアの考え方を受け継ぐ運動が世界中で広がり、1970年代に"緩和ケア"という考え方が提唱されました。国や社会の違いを超えて人の死に向かう過程に焦点をあて、患者に対して積極的で全人的なケアを行うというものです。その流れのなかで、WHO（世界保健機関）がその概念を定式化しました。

　WHOは"緩和ケア"を以下のように定義しています。

　『緩和ケアとは、生命を脅かす病に関連する問題に直面している患者とその家族のQOLを、痛みやその他の身体的・心理社会的・スピリチュアルな問題を早期に見出し的確に評価を行い対応することで、苦痛を予防し和らげることを通して向上させるアプローチである。』（2002年）

この定義は、時代の流れに合わせて、現在までに内容が2度変更され
ています。

　当初、その対象はがんの終末期のみであり、がんに対する治療が無効
になってからギアチェンジする形で開始するという考え方でした（**図
1-4**）。しかし、がん治療の多様化、緩和医療の進歩、高齢化による慢
性疾患患者の増加などの社会変化に伴い、現在では、がんの診断当初か
らニーズに合わせて早期に開始され、どの治療段階においても並行して
行うべきであり、がん以外の疾患も対象になるという考え方になりまし
た（**図1-5**）。

　日本ホスピス緩和ケア協会ではWHOの定義に基づき、緩和ケアの内
容として次の9項目をあげています。

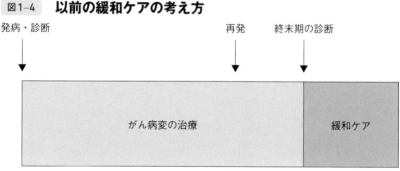

図1-4　以前の緩和ケアの考え方

発病・診断　　　　　　　　　　　　　　　再発　　　終末期の診断

がん病変の治療　　　　　　　　　　緩和ケア

病変への治療が無効になり、終末期になってから開始されるもの

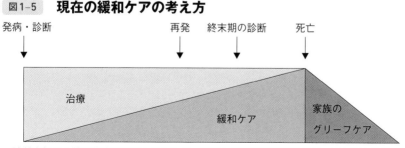

図1-5　現在の緩和ケアの考え方

発病・診断　　　　　　　　　　再発　　終末期の診断　　　死亡

治療　　　　　　　　　　緩和ケア　　　家族の
グリーフケア

診断当初から他の治療と並行して行われ、患者と死別後の家族のグリーフケアも含む。

①痛みやその他のつらい症状を和らげる

②生命を肯定し、死にゆくことを自然な過程ととらえる

③死を早めようとしたり遅らせようとしたりするものではない

④心理的およびスピリチュアルなケアを含む

⑤患者が最期までできる限り能動的に生きられるように支援する体制を
提供する

⑥患者の病の間も死別後も、家族が対処していけるように支援する体制
を提供する

⑦患者と家族のニーズに応えるためにチームアプローチを活用し、必要
に応じて死別後のカウンセリングも行う

⑧ QOL を高める。さらに、病の経過にもよい影響を及ぼす可能性があ
る

⑨病の早い時期から化学療法や放射線療法などの生存期間の延長を意図
して行われる治療と組み合わせて適応でき、つらい合併症をよりよく
理解し対処するための精査も含む

つまり、"緩和ケア"とは、

・ケアの対象は患者とその家族である

・患者の"病気"に焦点をあてるのではなく、患者を"病気を持った人
間"としてとらえ、全人的な苦痛を抱えていることを理解して、患者
を中心に多職種による総合的で多面的なアプローチを行う

・診断を受けた当初から、早期に、積極的に、病変の治療とも並行して
実施する

・生きること、生活することを支え、良好な QOL を実現することを目
標とする

・患者と死別した後の家族の苦難への対処をも支援する

ということなのです。

2 全人的苦痛の理解

　全人的苦痛（トータルペイン）とは、近代ホスピスの創始者であるシシリー・ソンダース博士（1918—2005）が提唱した、がん患者が経験している複雑な苦痛を表した概念です。身体的側面だけでなく、精神的、社会的、スピリチュアルの4側面から構成され、それぞれの側面が互いに関連し合い、影響し合っているという考え方です（**図1−6**）。

　がんによる症状、治療の過程で生じる副作用、痛みやしびれ、吐き気、倦怠感などの「身体的苦痛」、気分の落ち込み、不安、焦燥感といった「精神的苦痛」、家族や仕事に関する悩みや不安、役割を維持できないこと、経済的問題といった「社会的苦痛」、「自分がなぜがんになったのか、自分がこの先もしいなくなったら家族はどうなるのかなど（スピリチュアルペイン）」、がん患者の苦痛はこれらが複雑に入り交じって表現されているのです。

図1−6　**全人的苦痛（トータルペイン）**

身体的苦痛
痛み
他の身体症状
日常生活動作の支障

精神的苦痛
不安
いらだち
孤独感
恐れ
うつ状態
怒り

全人的苦痛
（トータルペイン）

社会的苦痛
仕事上の問題
経済上の問題
家庭内の問題
人間関係
遺産相続

スピリチュアルペイン
人生の意味への問い
価値体系の変化
苦しみの意味
罪の意識、死の恐怖
神の存在への追及
死生観に対する悩み

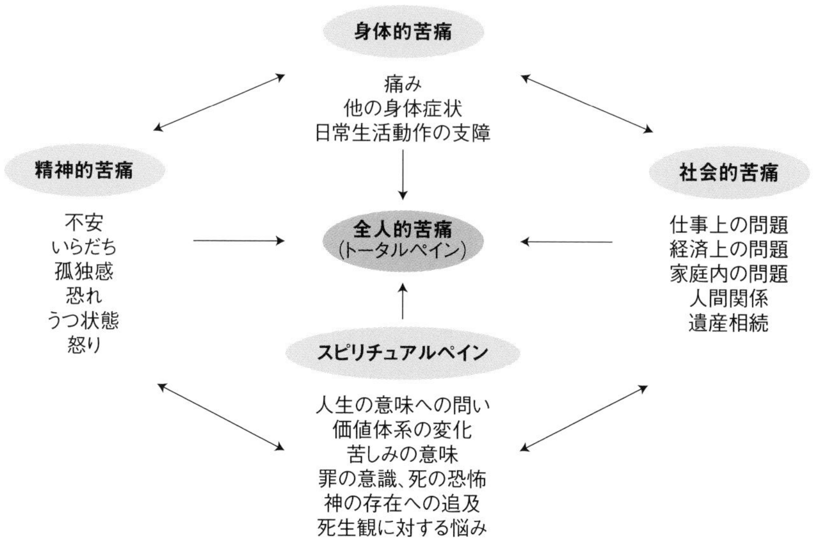

3 在宅における緩和ケアの現状

1 ■ 在宅での看取りまでを視野に入れたケアの必要性

　高齢化に伴う多死時代の到来、医療機関の受け入れ数の限界と増大する医療費の抑制を考えると、自宅で最期まで安心して療養でき、死を迎えられる環境を整えることが急がれます。現在、看取りまでを視野に入れた在宅緩和ケアの必要性が高まっているといえます。

2 ■ 地域の包括的なケアシステムによる医療と生活の支援

　がんの治療法は年々進歩しており、その選択肢も増えてきました。外来通院による化学療法の実施や、内服による抗がん剤治療を自宅で継続するなど、必ずしも入院して治療を行う必要はなくなっています。症状緩和のための薬剤も貼付剤などの簡便なものが多種多様に発売され、医療器具も管理しやすいよう改良が重ねられており、患者や介護者が自宅でも医療処置を実施しやすくなってきました。治療を終えて、十分に症状が緩和してから在宅療養に移行するのではなく、病期や治療段階を問わず在宅へ移行し、在宅にて治療や医療処置を行いながら症状緩和も並行して行うケースが増えているのです。

　それに伴い、在宅においても、治療薬の管理や副作用に対するケア、多様な症状のアセスメントと対処、治療や在宅療養の中断・中止・変更などの意思決定へのかかわり、ADLの変化に伴う生活環境の調整、終末期から看取りまでの支援など、さまざまなケアへのニーズが増えてきました。さらに、独居世帯や高齢介護者、認知症等複数の慢性疾患を患いながら療養する患者等も増加しており、在宅療養を困難にする社会変化も影響し、緩和ケアは外来や在宅でも提供され、地域における医療や生活に対する包括的なケアが求められているのです。

3 ■ 医療機関から在宅チームへの切れ目のない緩和ケアの移行の必要性

　さまざまな病期や治療段階で、治療や医療処置と並行して症状緩和を行いながら在宅へ移行するケースが増えており、入院中から地域への切れ目のない緩和ケアの継続が求められます。しかし、以下の「退院困難な要件」にもあげられているように、がん患者は多様な症状などから退院に向けて何らかの支援を必要とし、特に終末期になれば病状が不安定で退院時期の見極めも難しくなります。病院では多職種の専門チームによる緩和ケアを実践しているケースが増えるなか、地域においても在宅緩和ケアチームによる多面的で緊急時を予測した柔軟なかかわりを実践できる環境を整えることが、安心できる在宅療養への移行に際して必要と思われます。

退院困難な要件

①悪性腫瘍、認知症又は誤嚥性肺炎等の急性呼吸器感染症のいずれかであること

②緊急入院であること

③要介護状態であるとの疑いがあるが要介護認定が未申請であること（介護保険法施行令第2条各号に規定する特定疾病を有する40歳以上65歳未満の者および65歳以上の者に限る）

④家族又は同居者から虐待を受けている又はその疑いがあること

⑤生活困窮者であること

⑥入院前に比べADLが低下し、退院後の生活様式の再編が必要であること（必要と推測されること）

⑦排泄に介助を要すること

⑧同居者の有無にかかわらず、必要な養育又は介護を十分に提供できる状況にないこと

⑨退院後に医療処置（胃瘻等の経管栄養法を含む）が必要なこと

⑩入退院を繰り返していること

⑪その他患者の状況から判断して①から⑩までに準ずると認められる場合

4 在宅緩和ケアにおける訪問看護師の役割

1 ■ 病院から在宅療養移行におけるコーディネーター役

　病院から在宅への移行に際しては、患者、家族、在宅療養にかかわるチームスタッフが在宅療養の準備を十分にできるような退院支援と調整が行われることが理想です。特にがん患者の場合は調整が困難になりやすく、それは不可欠です。しかし、急性期病院においては、患者の生命を維持し、安全に治療を受けることができるといった診療の補助が最優先され、在院日数短縮化も促進されているなかで、入院中から在宅療養をイメージしたかかわりを行うことは難しいのが実状と思われます。そのため、患者や家族が不安や戸惑いを抱えながら退院し、在宅療養へ移行していくケースもみられます。

　「家で自由に過ごしたい」と望んで在宅療養を選ぶ患者もいますが、患者や家族のなかには、「病院から追い出された」「こんなにしんどいのに家で暮らすなんてとても無理」「看護師に家に来てもらっても何をしてもらったらいいのかわからない」「訪問看護なんて必要ない」等、退院や在宅療養によいイメージをもっておらず、訪問看護のニーズを感じていないケースもあります。医療機関からは「終末期で退院は今しかない。明日にでも退院になるので頼みます」「入院期間が長引いているので、とにかく早急に退院してもらうから」等、訪問看護の急な依頼が舞い込むことも少なくありません。患者や家族にも、病期、予後、症状、治療、それらに対する説明内容とその受け止め方も個々に違い、生活背景や、在宅療養移行のタイミングは患者ごとにさまざまです。訪問看護師には、事前に予測できることに対して準備をしつつも、緊急性や優先

度を判断しながら、臨機応変に問題に対応していく柔軟さが求められます。退院したその日に緊急に対応しなければならないこともあれば、医療者からみればたいしたことではないと思われるようなことに不安を抱えている患者や家族もいます。こちらの価値観を押し付けることなく、自宅に戻ってから患者や家族が直面し実感する問題に対して一つひとつともに考え、対処、解決していく訪問看護師のかかわりが、退院後の不安を軽減していき、在宅療養を開始・継続するうえでの安心感を得られる鍵となるのです。

2 ■ 在宅での医療と生活の調整・連携役

　訪問看護師は、患者の病状をアセスメントして、その時期に行うべきケアの目標と内容を立案・実施します。その際、将来的にどのような症状や変化が生じるかを予測することも大切で、予測を含めて多職種に在宅療養の状況を伝え、今起こっていることに対処しつつ、将来に向けての準備や緊急時の対応を行っていきます。

　疼痛をはじめとするがん患者の多様な症状にはコントロールが難しいものもあり、がんという病気や治療、終末期ならではの患者や家族の不安・動揺へのサポートも不可欠です。在宅という生活の場で、個々の状況に応じた対処を実践するには、多職種のケアチームが24時間のかかわりを行って初めて可能になることも少なくありません。医療者からみて、患者が非常に切迫した身体状態なのに家族にはその切迫感がないなど、病状について、患者、家族、ケアチームメンバーの間に認識のズレがあることもあります。医療を多職種とともに検討し、生活への影響を考慮したケアを提供するためには、医療と生活に深くかかわる訪問看護師がチームの要となる必要があるでしょう。患者と家族を中心としたケアを実践しながら、同時に、それぞれの職種の役割を理解して協力し、一職種だけで問題を抱え込み疲弊することがないよう、チーム内の支え合いも調整します。

3 ■ 多職種のケアチームにおける患者・家族の代弁者

　訪問看護師は、患者と家族が、今の症状や病状、受けている治療の目的や効果についてどう受け止めているのかを把握し、今後どうしていきたいかということをケアチームに伝えられるようにサポートします。体調の変化や治療、それに対する不安を医師に相談することを支え、時には代弁します。患者が何を大切にしてきたか、最も優先したいことは何か、知りたいこと・知りたくないこと、家族はどのように支えたいと考えているのかなど、患者と家族の価値観や思いを理解し、ケアチームに伝え、患者と家族が納得・安心して過ごせるように働きかけます。

4 ■ 意思決定の支援

　病状の変化や進行に合わせて、治療をどうするか、療養・看取りの場をどうするか、患者と家族はさまざまな選択を迫られます。患者と家族にとって、それらは今後のQOLにかかわる重要な決定であり、人生の選択になります。ともに考え、その選択を支えるのが訪問看護師の役割といえます。

2 ケア提供体制の構築

1 在宅療養の準備

　訪問看護の依頼を受ける際には、病名や治療、予後、それらの説明、使用している医療器具、ケアの内容、家族背景、介護の状況、かかりつけ医療機関と医師、ケアマネジャー、訪問看護への依頼内容や回数・訪問時間帯の希望などを確認します。これらの情報から、患者が在宅で療養・生活するうえでの問題点を予測し、準備を開始して支援体制について調整します。

　先述のように、依頼を受けた時点での患者の状況や依頼のタイミングはさまざまです。入院中でいずれ在宅療養への移行を考慮しての早期からの依頼や、急な退院決定による数日前の依頼、また、すでに退院後の場合や、外来通院中、在宅療養中ということもあります。どんな状況、タイミングにおいても、安心して在宅療養を開始・継続できるような準備と体制を築いていく必要があります。

2 多職種のサービス担当者による打ち合わせ

　入院中の医療機関にて退院前カンファレンスを開催し、患者や家族、地域でのサービス担当者が顔を合わせ、医療機関からの引き継ぎや注意事項などをもとに今後のサービスについて打ち合わせを行います（**写真1-1**）。その際、今後の通院スケジュール、往診の必要性、状態悪化時や緊急時の受け入れ入院体制、点滴等医療処置の予定、患者や家族が在宅看取りまでの希望をしているのか、いずれはホスピスなどへの入院を考えているのかなど、退院後の症状の変化・悪化を予測して情報を確認

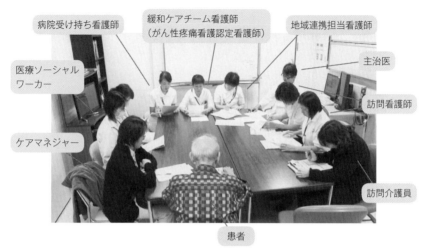

病院受け持ち看護師

緩和ケアチーム看護師
（がん性疼痛看護認定看護師）

地域連携担当看護師

医療ソーシャル
ワーカー

主治医

ケアマネジャー

訪問看護師

訪問介護員

患者

写真1-1　退院前カンファレンスの様子

し、介護力に合わせた調整をすることが大切です。特に終末期の患者や家族にとって、在宅に戻るにあたり、何かあったときにこれまで入院していた医療機関への再入院が可能なのかを確認しておくことは、在宅療養への安心につながることもあります。

　また、患者や家族が安心して在宅での生活をスタートするためには、在宅療養をサポートするサービス担当者と直接顔を合わせ、どの職種がどのようなサービスを提供し、緊急時にはどうすると協力してもらえるのかを説明し、理解を得ることが大切です。退院後も、患者と家族の在宅療養の状況について、適宜、職種間で情報共有し合い、協働しながらサポート体制を整えていきます。

3 ステーション内での提供体制の構築

　新規の依頼があれば、その患者の概要をスタッフ全員で情報共有し、特に複雑な医療処置やケア、緊急時の対応等については把握しておきます。

次に、受け持ち看護師や訪問曜日・時間の調整を行います。受け持ち看護師が情報を1人で抱え込んだり、症状の変化に気づかないことがないよう、情報を共有し合ったり、適宜話し合えるようにすることが大切です。夜間や休日などの訪問の必要性を検討し、状態の変化によってはその都度医師に報告・相談します。緊急連絡にも対応できるよう、できるだけ各スタッフが順次訪問し、在宅での実際の様子を確認しておきます。特に、死期が近い患者については、在宅での看取りまでの経過を家族にも折にふれて説明し、丁寧にかかわるように努めます。

　また、退院当初は在宅看取りを希望していた患者や家族も、在宅療養のなかで疲弊や不安をもち、もとの医療機関やホスピスへの入院を希望することもあります。患者や家族の揺れる気持ちに合わせ、ケアの内容や他職種との連携・調整を柔軟に行うことが大切です。

4 緩和ケアチーム体制の整備

　地域においても、多職種協働の在宅緩和ケアを専門に行う診療所や訪問看護ステーションが増えてきました。異なる事業所間であっても、早期に連携を図り、それぞれの職種の役割を理解したうえで、分担し、病状の変化に合わせてチームで情報・目標を共有します。病院の緩和ケアチームとも連携し合って、多職種間が顔の見える関係を築くことがよりよい在宅緩和ケアにつながります。また、多職種協働においては、互いに支え合うことも重要です。特に、がん患者へのケアや看取りを経験したことのないヘルパーをはじめとした介護職にとっては、患者の病状変化に対する戸惑いが大きいこともあります。それらを理解し、死のプロセスを伝えながら、よりよいケアが提供できるようにサポートしていきます。適切な時期に最善のケアを行うためには、チーム内のメンバーそれぞれの専門性が発揮され、一丸となって患者と家族にかかわることが必要です。

患者と家族が、夜間、休日も安心して過ごせるよう、24時間365日、看護師や医師と緊急連絡をとれるようにしておくことが欠かせません。自身では緊急時の電話対応が難しい場合は、ケアマネジャーやヘルパー等の他職種に、どのような症状の変化があったら看護師に緊急連絡を入れてほしいかを事前に伝えておき、対応への協力を依頼しておきます。緊急電話の内容によっては緊急訪問し、判断に迷う際には医師に相談したり、診察を依頼することもあります。しかし、特に病状の変化が激しい終末期においては、今後起こりうる症状や変化を予測し、医療行為、症状緩和、死亡診断などに関する『事前約束指示』を医師と看護師の間で交わしておくことが重要です。緊急時に看護師の判断で医療行為を行うことで速やかな苦痛の緩和につながり、患者と家族は安心感や満足感が得られます。また、看取りに際しても、在宅での穏やかな最期が可能となるのです。

5 地域での支援体制

　在宅における緩和ケア、とりわけ、終末期の看取りへの対応は医師と看護師だけでできるものではなく、地域とのつながりや連携のなかで可能になるものです。それぞれの地域により考え方は違っても、その地域ならではの資源を見出して活用し、患者を中心としたケア支援のネットワークをつくっていくことが大切です。地域の民生委員やボランティアに働きかけたり、近所の住民に見守りを依頼するなど、きめ細かい支援体制づくりが必要です。

　地域には、医療・介護・福祉に関心があり、緩和ケア関連の研修に自主的に参加する住民がいます。病院を含めた地域の人々との交流の場に主体的に参加して、それらの住民と顔の見える関係づくりを行い、地域で在宅緩和ケアを広めるボランティアなどの人材育成を行います。また、ケアに興味はなくても、衣食住や趣味をとおしてさまざまなことに

関心をもって生活、活動している住民もいます。それらの人々も資源として活用することで、ご近所力の向上につながり、患者と家族にとって安全・安心の場を地域につくっていくことができます。先を見越した専門的なケアを行う多職種チームと、これらの地域の人々（資源）が相互に患者・家族を支える体制づくりが求められます。

3 身体的支援

1 痛みや苦痛のアセスメント

　痛みや他の苦痛症状の特徴は、それが患者の主観的な症状であるということです。主観的とは患者自身の感覚的体験であり、患者の内なる体験であることを示します。そしてその苦痛をどのようにどの程度つらく感じるかは、患者個々のそれまでの苦痛体験によって、同じ苦痛刺激であってもまったく異なります。したがって、それらの苦痛をアセスメントするには患者の訴えを聴くことがもっとも重要となります。

　また、苦痛の程度を測るための客観的指標がないことも痛み、苦痛症状の特徴です。血液中の酸素飽和度はSpO2で評価でき、一般的に90％を下回れば呼吸の苦しさにかかわらず酸素吸入が必要と判断できます。しかし苦痛の程度を評価する客観的な指標となるものはありません。苦痛の程度を数値で患者に評価してもらうことは可能ですが、その数値に絶対的な意味はありません。あくまで患者自身の感覚を反映した数値であるため、それを絶対値として評価することは患者と評価者の間に乖離を生んでしまう可能性があります。主観的苦痛の程度を数値化することで苦痛の程度がどのように推移するのかを経時的・相対的に評価することは可能です。

1 聴く態度

　まずは患者が「痛い」「苦しい」「つらい」と遠慮なく言えるようにすることから始まります。患者側に遠慮がある場合や、医療者への信頼がない場合にはたとえ痛くても、つらくてもそれを訴えない場合があります。訪問看護師がかかわれる時間は限られています。その限られた時間で最初からアセスメントに意識を集中するのではなく、まずは患者が苦痛を伝えたいと思える関係性をつくることが第一歩となります。

　患者との関係性が確立できたら、「聴く」姿勢を患者に示すことを心掛けるようにします。訪問の限られた時間でやらなければいけないことは多くあります。しかしそのなかで患者に「看護師が聴いてもよい」と思わせる態度をできるだけとりながら必要なケアを行っていくことも重要です。また、「聴こうと」して患者と相対するよりも、ケアを行いながらさりげなく患者の心持ちを聴くような接し方のほうが大切です。病棟での看護においても、患者の本音を一番聞き出せるのは清潔ケアや入浴介助を行いながら話しかけるときであることを筆者は経験的に知っています。訪問看護においてもケアをしながらさりげなく苦痛について聴くような工夫が有効です。

2 患者が苦痛を訴えたとき

　患者の訴えは、まず「痛い」「苦しい」といった総括的な言葉で発せられることが多いです。医療者は患者が苦痛を訴えるとすぐに対処をしなければと行動してしまいます。しかし、「痛い」が本当に痛いのか、「痛い」と言ったが実は他の苦痛を「痛い」と言ってしまったのか、「痛い」の一言ではわかりません。患者の「痛い」には「つらいので助けて欲しい」というメッセージが込められているのは事実です。しかし、言葉は時に真実と異なった内容で発せられることがあります。患者の表情

や身体状況から緊急性がないと判断される場合には、「痛い」に対して
すぐに痛み止めを投与するのではなく、具体的なつらさをさらに聴くよ
うにするくせをつけておきます。また、実際に痛くて「痛い」と言った
場合でもさらに詳しく症状を聴いていくことは必要です。

3 痛みの具体的内容を聴く

　患者が痛いと訴えたときに、我々医療者に必要な情報は何でしょう
か。どこが痛いのか、どのように痛いのか、なぜ痛いのかなど、さまざ
まな痛みに関する具体的な情報が、痛みを判断し対処を考えるうえで必
要になります。痛みを具体的に聴くことは痛みに対する対処にあたって
はじめに行うべきことです。

　次に示す6項目は、痛みを具体的に聴く際に必要な項目を5W1Hに
当てはめたものです。やや強引な部分もありますが、このように整理し
ておくと覚えやすいだけでなく患者への聴き方が身についてくるので参
考にしてください。

① Where；どこが（部位）：痛い場所を確認することで既知の病態から
　起こりうるものかどうかも判断します。

② What kind of；どんなふうに（性状）：特にがん性疼痛では痛みの性
　状により選択すべき鎮痛薬が変わってくるため、どのように痛むのか
　を確認します。

③ What strength；どのくらいの強さで（強度）：がん疼痛治療法（WHO
　方式）では痛みの強さによって選択する鎮痛薬が異なるため、強さの
　確認も重要です。痛みの強さの変化で鎮痛薬の効果を確認することが
　できるため、強度については継続的に評価することも重要です。痛み
　の強さを測る場合にはスケール（フェイススケールやNRS）を使用
　することが有効ですが、スケールを使用するにあたっては患者が使い
　やすいスケールを選択し、同一患者には1つのスケールをチーム内

で統一して使用するようにします。

④ When；いつから（開始）：以前からの痛みが徐々に強くなっているのか、急にあたらしい痛みが出現しているのかで対処が変わってきます。

⑤ How long；どのくらい続いているか（持続時間）：持続痛なのか、発作痛なのかを鑑別します。また、発作痛の場合にはきっかけになる行為、動作を聴くことも大切です。

⑥ What rhythm appear；強さ、性質が変わるか（変化、リズム）：前項と重なるようですが、頭蓋内圧亢進や腸蠕動に伴う痛みのように、日内変動やリズムがあることが特徴となる痛みもあります。

　患者にとっては痛みそのものも苦痛となりますが、痛みによって日々の生活が障害されることも問題となります。そのために痛み、苦痛により生活のどのような部分が障害されているのかを確認することが大切です。

　せん妄や意識低下によって患者が苦痛を言葉で訴えられないときには表情、仕草等に注目します。この場合、家族・介護者の評価を参考にすること、家族・介護者と一緒に評価することが重要です。

参考文献
○　平原佐斗司・茅根義和編：チャレンジ！在宅がん緩和ケア（改訂2版），p21〜32，南山堂，2013.
○　茅根義和：痛みの5W1H　システマティックに疼痛アセスメントをするためのちょっとしたコツ，モダンフィジシャン，23(11)，2003.

第1章　在宅緩和ケアの基礎知識

2 ペインコントロール

　ペインコントロール（疼痛緩和）の中心は鎮痛薬を使用した薬物療法です。しかし、鎮痛薬を処方・服用するだけで疼痛が緩和される訳ではありません。鎮痛薬の使用と同時に、他の医療介入やさまざまな看護介入を行うことで疼痛は緩和されます。

　疼痛緩和の基本となるWHOによる疼痛緩和の世界的ガイドラインであるWHO方式がん疼痛治療法（WHO方式）では、疼痛緩和の目標を3段階に分けています（**表1−6**）。このように目標を段階的に分けることの意義はなんでしょうか。疼痛緩和を考えるときに、いきなり現在問題となっている疼痛をゼロにすることを目標にすることが適切ではないことを、この段階的目標設定は示しています。まずは夜間良眠できる程度まで痛みを軽減する。その次は特定の状況のなかであれば日中も痛みを気にせず過ごすことができるようにする。最終的には一日中疼痛を感じないで過ごせることが目標となります。このように段階的に疼痛を緩和していくことで、疼痛緩和治療を無理なく進めることができるようになります。また、第1および第2目標まではほとんどの患者が到達できる目標となります。しかし、すべての患者が第3目標まで到達することは難しいです。従って、日々の生活のなかでは第2目標が実現できることを目指して疼痛緩和を調整していくことが現実的でしょう。

表1–6	**疼痛コントロールの目標**
第1目標	痛みに妨げられることなく良眠できる
第2目標	安静にしていると痛くない
第3目標	動いても痛くない

1 薬物による疼痛緩和

　疼痛緩和に使用する薬物は非オピオイド鎮痛薬、オピオイド鎮痛薬および鎮痛補助薬の３種類です。また、疼痛は大きく侵害受容性疼痛と神経障害性疼痛に分かれます。侵害受容性疼痛とは自由神経終末が刺激されることで生じる疼痛です。本来生体において想定されている疼痛であり、一般的にイメージされる「痛み」として感じるものです。これに対して神経障害性疼痛とは腫瘍の圧迫、浸潤が神経、脊髄および、これらの神経伝導路を刺激あるいは遮断して生じます。本来、生体が想定していない痛みであり、比較的鋭い痛みが持続し、ときに締めつけられるような圧迫感、電気が走るような発作性の激痛、しびれ感といった異常感覚に近いものとして感覚されることもあります。侵害受容性疼痛は非オピオイド鎮痛薬とオピオイド鎮痛薬でほぼ緩和できますが、神経障害性疼痛に対しては鎮痛補助薬を併用する必要があります。

1 ■ 薬物による疼痛緩和の基本的考え方

　WHO方式では疼痛の強さに応じて鎮痛薬を選択することを推奨しています。軽度の疼痛は非オピオイド鎮痛薬のみで、中等度以上の疼痛には非オピオイド鎮痛薬に加えてオピオイドを追加します。日本緩和医療学会によるがん疼痛の薬物療法に関するガイドライン（以下ガイドライン）では、侵害受容性疼痛においては非オピオイド鎮痛薬およびオピオイド鎮痛薬の使用について**図1−7**のようなフローチャートで考えることを推奨しています。神経障害性疼痛ではオピオイド鎮痛薬に鎮痛補助薬を併用して疼痛コントロールを行います。

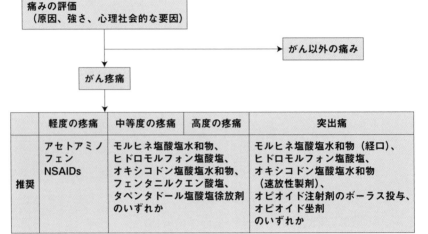

図1-7 **痛みの緩和**

	軽度の疼痛	中等度の疼痛	高度の疼痛	突出痛
推奨	アセトアミノフェン NSAIDs	モルヒネ塩酸塩水和物、 ヒドロモルフォン塩酸塩、 オキシコドン塩酸塩水和物、 フェンタニルクエン酸塩、 タペンタドール塩酸塩徐放剤 のいずれか		モルヒネ塩酸塩水和物（経口）、 ヒドロモルフォン塩酸塩、 オキシコドン塩酸塩水和物 （速放性製剤）、 オピオイド注射剤のボーラス投与、 オピオイド坐剤 のいずれか

日本緩和医療学会緩和医療ガイドライン統括委員会編：がん疼痛の薬物療法に関するガイドライン2020年版，p98，金原出版，2020. を一部改変

2 ■ 非オピオイド鎮痛薬

　非オピオイド鎮痛薬はNSAIDsとアセトアミノフェンに大別されます。NSAIDsは消化管粘膜障害、腎障害や抗血小板作用の副作用があるため、これらのリスクがない患者において選択されます。これらのリスクがある患者に対してはNSAIDsにみられるような副作用のないアセトアミノフェンを選択します。緩和ケア医の多くはアセトアミノフェンを第一選択とすることが多いです。NSAIDsは多くの種類がありますが、特に推奨されるものはなく、個々の事例において有効性と患者の認容性とを勘案して選択することになります。そのため、医療者はさまざまなNSAIDsの特色をよく理解しておく必要があります。

3 ■ オピオイド鎮痛薬

　ガイドラインで推奨されているオピオイド鎮痛薬はモルヒネ塩酸塩水和物、ヒドロモルフォン塩酸塩、オキシコドン塩酸塩水和物、フェンタニルクエン酸塩、タペンタドール塩酸塩徐放剤です。モルヒネ塩酸塩水

和物、ヒドロモルフォン塩酸塩、オキシコドン塩酸塩水和物は薬理作用的にはほぼ同じプロファイルをもちます。基本はモルヒネ塩酸塩水和物を選択し、腎障害がすでにある患者や尿量が減少しつつある状況では、ヒドロモルフォン塩酸塩またはオキシコドン塩酸塩水和物を使用します。低用量からオピオイドを開始したいときにはヒドロモルフォン塩酸塩、オキシコドン塩酸塩水和物を選択します。

　レスキュー薬は基本的には定時使用しているオピオイド鎮痛薬と同種類で即効性のあるものを選ぶことが基本になりますが、この３剤はいずれも定時で服用する徐放製剤とレスキュー薬となる速放製剤があります。レスキュー薬の１回用量設定は１日総投与量の４分の１〜８分の１量とします。

　フェンタニルは便秘や吐き気、精神症状、眠気などの副作用が比較的軽度であることと、貼付剤があることから在宅では使用頻度の高いオピオイド鎮痛薬です。副作用が軽度であることから安全であると誤解されやすい薬剤ですが、過量投与ではモルヒネ塩酸塩水和物と同様に呼吸抑制が起こりうるため、増量時には過量投与の兆候に注意を要することを忘れてはなりません。

　オキシコドン塩酸塩水和物、フェンタニルクエン酸塩はCYP代謝であるため薬物相互作用が問題となりやすく、ヒドロモルフォン塩酸塩はCYP代謝でないことから薬物相互作用が問題になりにくく、多剤を服用している患者では有用です。

　オピオイド鎮痛薬の使用にあたって、主に副作用が問題となるときや鎮痛薬の効果が不十分なときなどに他のオピオイドへ変更するオピオイドスイッチングを行います。副作用が問題になることはモルヒネ塩酸塩水和物で起こりやすいです。腎機能低下に伴う副作用の問題がある場合にはモルヒネ塩酸塩水和物からオキシコドン塩酸塩水和物、ヒドロモルフォン塩酸塩へスイッチします。便秘や吐き気が問題となる場合には、フェンタニルクエン酸塩へスイッチします。オキシコドン塩酸塩水和物

やフェンタニルクエン酸塩と併用薬の薬物相互作用が問題となる場合には、ヒドロモルフォン塩酸塩またはモルヒネ塩酸塩水和物にスイッチします。鎮痛薬の効果が不十分な状況は、フェンタニルクエン酸塩で起こりやすく、この場合にはモルヒネ塩酸塩水和物、ヒドロモルフォン塩酸塩、オキシコドン塩酸塩水和物へのスイッチを検討します。

4 ■ 鎮痛補助薬

鎮痛補助薬は「主たる薬理学的作用には鎮痛作用を有しないが、鎮痛薬と併用することにより鎮痛効果を高め、特定の状況下で鎮痛効果を示す薬物」と定義されています[1]。主な鎮痛補助薬は**表1−7**になりますが、

表1−7　主な鎮痛補助薬（用量は 1 日量）

	薬剤名	開始用量	標準的用量	備考
抗うつ薬	アミトリプチリン塩酸塩	10mg	10〜75mg	
	ノルトリプチリン塩酸塩	10mg	10〜75mg	
	アモキサピン	10mg	10〜75mg	
	デュロキセチン塩酸塩	20mg	40 〜 60mg	
抗けいれん薬	バルプロ酸ナトリウム	200mg	400〜1200mg	
	クロナゼパム	0.5mg	1 〜 2 mg	
	ガバペンチン	200mg	2400mg	
末梢性神経障害性疼痛治療薬	プレガバリン	50〜150mg	300〜600mg	
	ミロガバリンベシル酸塩	10mg	30mg	
抗不整脈薬	リドカイン塩酸塩	5 mg/kg	5 〜20mg/kg	持続静注で使用
	メキシレチン塩酸塩	150mg	300mg	内服または点滴静注
	フレカイニド酢酸塩*	100mg	100〜200mg	
NMDA 受容体拮抗薬	ケタミン塩酸塩	0.5〜1 mg/kg	100〜300mg	持続皮下注または持続静注
	イフェンプロジル酒石酸塩*	120mg	120〜180mg	

＊は GL の投与方法の目安に記載されていない

いずれも神経障害性疼痛である場合に使用されます。

　鎮痛補助薬の選択については個々の患者において有効となる薬剤が異なることから、専門家（緩和ケアを専門とする医師、看護師）の意見が必要です。

2 薬物以外の疼痛緩和治療

　薬物以外の疼痛緩和治療法を**表1−8**にまとめました。これらの治療法はいずれも侵襲性が高く、患者の全身状態だけでなく、予測される予後が治療からの回復や具体的な治療効果出現までの期間よりも長いことが前提です。整形外科的治療、持続ブロック治療は入院治療になりますが、放射線治療、単回ブロック治療は通院治療になることも多いです。放射線治療は治療期間が長く、その効果発現も治療開始後1週間程度たってからになるため、治療初期にはその効果を患者が実感できません。そのため、この期間においては患者の苦痛を他の工夫で対処し、乗り切れるようにするための介入が必要となります。

　また、治療効果が現れるまでの精神的なサポート、治療への理解を補助すること等が看護師として必要となります。ブロック治療では治療効果が良好であるとそれまで必要であったオピオイドが過量投与となってしまう可能性があるため、治療前後の疼痛の変化をきめ細かくアセスメ

表1−8　薬物以外の疼痛緩和治療法

放射線治療
　疼痛原因となっている腫瘍への外照射
　有痛性骨転移に対する外照射
整形外科的治療
　骨転移、脊椎転移に対して
神経ブロック
　単回ブロック（神経叢ブロック、トリガーポイント等）
　持続ブロック（硬膜下またはくも膜下にチュービング）

ントし、適切なオピオイドの減量ができるよう主治医と連携して対応することが必要です。このとき、過量投与の症状を的確にアセスメントすることも看護師の重要な役割となります。

3 疼痛緩和に有効な看護介入

疼痛緩和に有効な主な看護介入を**表1—9**にまとめました。

疼痛緩和のために服薬アドヒアランスを向上させる介入とは、患者が鎮痛薬を有効に服用して疼痛を緩和させるために必要な介入を指します。アドヒアランスとは患者が積極的に治療方針の決定に参加し、その決定に従って治療を受けることを意味します。疼痛緩和における服薬アドヒアランスを向上させるための看護師の介入とは、鎮痛薬がどのように痛みに効くのか、どのような副作用が生じ、それに対してはどのような対処をすることでしのぐことができるのかなどを、患者が理解するために必要なかかわりを常に行うことを意味します。

また、オピオイドのような不安や誤解を生じやすい薬剤を使用する場合には、その不安、誤解を解くための丁寧な説明、かかわりも重要です。口頭での説明だけでなく、わかりやすいパンフレットを使用するなどの工夫も適宜おこないます。移動の介助や体位の工夫は、骨転移痛など特に体動に伴い痛みが増強する場合に有効です。患者は自分でどのように動いたら痛みが少ないか、どのような体位をとれば痛みが少ないかを自身で知ることができます。病態や看護師の知識・経験からわかっている望ましい動き、体位もありますが、患者が安楽である動きや体位を

表1-9 **疼痛緩和に有効な看護介入**

服薬アドヒアランスを向上させるための介入
移動の介助、体位の工夫
温罨法、冷罨法
マッサージ、タッチング

確認しつつ介入していくことが望ましいといえます。従って、介入の始めには疼痛のアセスメントと同時に患者がどのような動き、体位で痛みが増強・軽減するのかを患者自身の言葉を聞きながら確認していくようにします。望ましい動きや体位が共通理解となったなら、具体的な動き方などを患者と一緒に考えていくようにします。その場合に患者がすごす場所での環境整備や必要な介護用品の設置・配置も検討していきます。在宅では常に看護師が介助できる訳ではないため、介護者が可能な介助方法を確立することも重要です。

　温罨法、冷罨法については、一般に疼痛の急性期や炎症、発熱による刺激が強い場合には冷罨法を、筋肉の緊張が疼痛に強くかかわっている場合には温罨法を選択するといわれていますが、それよりも重要なことは現在ある疼痛に対して温める方が痛みが和らぐのか、冷やす方が痛みが和らぐのかを個々に見極め、患者が安楽であると感じる介入を行うことです。また、施術後にその効果のアセスメントを行い、漫然と続けないようにする必要があります。

参考文献
○　世界保健機関編，武田文和訳：がんの痛みからの解放，金原出版，1996.
○　緩和医療学会ガイドライン作成委員会編：がん疼痛の薬物療法に関するガイドライン 2020 年版，金原出版，2020.
○　平原佐斗司・茅根義和編：チャレンジ！在宅がん緩和ケア（改訂 2 版），南山堂，2013.
○　ターミナルケア編集委員会編：わかる　できる　がんの症状マネジメントⅡ，p130 〜 140，三輪書店，2001.

3 疼痛緩和のコツ

　人生の終末にさしかかり残された時間に限りがあると知らされたとき、普段と変わらない生活を送りたい、大切な人との時間を大切にしたいなどさまざまな思いが患者や家族にはあるでしょう。しかし、疼痛等の苦痛症状があると、身体も心も痛みに支配され、他のことを考えられない状況に陥ってしまうことがあります。最期の時まで生き、自分であり続けるためにも疼痛コントロールはとても重要で、在宅での「疼痛緩和のコツ」は訪問看護師が握っていると考えます。

1 訪問看護師が行う疼痛マネジメント

　在宅療養者の痛みに関しては多職種連携をとりながら、観察・アセスメント・看護ケア・評価を繰り返し行うことが大切です。

1 ■ 観察
　次のような点を確認しながら観察を行います。
①どこが（部位）痛いのか（「ここ！」が痛いのか、この辺が痛いのか）。
②いつから痛いのか、いつ、どんな時に痛いのか、痛みの誘因はあるか。
③持続する痛みなのか、突発的な痛みなのか、1日のなかでの痛みの変化はあるか。
④痛みによる支障、日常生活動作の変化はあるか（いつもとちょっと違うという所を見逃さないことが大切）。
⑤同居している家族が、家族の痛みを・痛みのある家族と暮らすことをどのように思っているか。

2 ■ アセスメント・評価

　看護師の視点から、臨床推論、フィジカルアセスメント、トータルペインのアセスメントと評価を行いましょう。基本に基づき丁寧にアセスメントをすることが、適切な疼痛治療やケアにつながります。また、多職種（セラピスト・ケアマネジャー・ヘルパー等）から看た患者・家族の様子や思いを聞き取り、連携・協同・協働できるように、アセスメントと評価をチームで共有することが大切です。環境や生活背景など、暮らしている様子を知る訪問看護師だからこそ、在宅チームだからこそ、生活に寄り添ったペインマネジメントが可能になります。

3 ■ 看護ケア

　「痛みの確認をしました」。それでケアが終わりではありません。聞いたことに対しての責任をもち、苦痛を看護の手で緩和する方法を患者・家族と一緒に考えます。患者・家族の痛みを聞き、看て、触れて、ケアにつなげます。その人の思うちょうどよい塩梅の疼痛コントロールによって、痛みが緩和したら何をしたいと思っているのか、それは時には特別なことであったり、または特別なことではなく、夜にゆっくり眠ること、家族と食卓を囲むこと、スーパーで買い物をすることであったり、家で・地域で、暮らし続けることなのかもしれません。その人の過去～現在を聞き、人となりを知り、これからを一緒に考えることが疼痛緩和の目標レベルや希望の確認につながるのではないかと思います。疼痛緩和の目標レベルを考えるときに気をつけることは、過度な期待を持たせてはいけないということです。体動時の痛みをゼロにすることは不可能なこともあり、その時はできるだけ痛みが少なく動ける方法・生活動作の提案という看護が必要となり、セラピストやヘルパーの力が必要になります。「疼痛緩和＝鎮痛薬」と考えがちですが、同時にケアする人の手（看護師・ヘルパー・セラピスト・ケアマネジャー）も大切だということを忘れないでください。痛みのある患者を目の前にすると自分

には何もできないと悩み苦しむスタッフがいます。しかし、決して何もできないわけではなく、訪問している時間が寄り添いの時間であり、手を当てて声をかけることがケアにつながっています。悩むことは、自分に知識や技術がないからだと思ってしまう方もいると思いますが、私自身難病看護で悩んでいるときにある保健師から「悩まないということは自分の価値観を患者や家族に押し付けているからかもしれない、悩むことも看護」と言われたことがあります。患者・家族の思いに寄り添っているからこそ、悩みが生じる。自分の悩みや不安・疑問は声に出して、チームで共有し支えあうことが大切です。その結果、患者・家族へのよりよいケアにつながっていくのではないかと考えます。終末期だからといって、何もしない・何をしてもよいのではなく、どんな時期であろうとも、たとえ残された時間が数分であっても「やってはいけないこと」「何が best なのか」「何が better なのか」「いまやるべきこと、やらなければいけないこと」を考えてケアにつなげなければなりません。家族の声、街や家の生活の音を聞く余裕があり、痛みが緩和された身体と心で安心して日々暮らせるように、その人が最期まで自分であり続けられるようにケアをしていくことを心がけましょう。

2 鎮痛薬内服のケア

　鎮痛薬内服におけるケアのポイントおよびレスキュードーズ（以下レスキュー）の使い方は次のとおりです。

1 ■ ケアのポイント

①在宅では、鎮痛薬開始・増量・変更時に、医療者が常にそばで経過を見続けることができません。疼痛がコントロールされるまで、時には臨時訪問や電話でフォローをすることが必要です。効果開始時間、最高血中濃度に達した時に痛みはどのように変化したかを確認します。

そのためには、鎮痛薬の効果開始時間・最大効果時間・作用時間、それぞれの薬の特徴・副作用を理解しておくことが大切です。

②患者が、何故痛いのか、何故この鎮痛薬を内服しているのかを看護師が把握しておくことも大切です。

③鎮痛薬内服について説明する際に注意すべきことは、説得にならないようにすることです。そのために、痛みや薬に対しての思いや認識を確認しておきます。オピオイド鎮痛薬の開始、量や種類が増えていくと予想される時など、本人の思いを知っているからこそできる説明があります。

④患者の生活時間に沿ったレスキューの内服方法を説明します。また、今の状態・状況に合った鎮痛薬・レスキューが処方されているかを確認することも大切です。以前、坐薬がレスキューとして処方されていましたが、手に力が入らないため使用できない方や、粉薬が内服できないため、レスキューを使用できずにいた方もいました。

2 ■ レスキューの使い方

　処方時に説明を受けたものの、「どのタイミングで」「どの程度の痛みで内服してよいのかわからない」「内服するのが怖い」などの理由から、内服していないことがあります。本人・家族の自己効力感、セルフケア能力が重要な鍵となるため、本人や家族がレスキューを使いこなせるようになるまで、身体の状態・生活状況・気持ちに寄り添った説明を行うことが大切です。痛みが強くなってからレスキューを内服しても効果を実感するまで時間がかかるため、痛みを感じ始めたらすぐにレスキューを内服します。痛みの誘因が解っている時は事前に予防内服できることを説明します。

　レスキューを続けて内服しても効果が実感できない時は電話をもらい、もう一度痛みのアセスメントをし、再度、同レスキューを内服してもよいかホームケアをアドバイスをします。レスキューを何回内服した

かだけではなく、何時に、どこのどのような痛みに対して内服したのか（同じ部位の、同じ痛みに対して内服しているとは限りません。必ず、毎回確認します）、効果を実感しはじめた時間、どの位効果があったのかを確認します。内服している時間帯にも必ず着目してください。レスキューの内服時間が、定期鎮痛薬内服時間（最高血中濃度や半減期等）と関係性があるようならば、定期鎮痛薬の内服時間や回数の変更で対応できることがあります。

　また、レスキューの効果を本人・家族と一緒に評価することが大切です。本人の判断や実践を認めることもケアの一つです。医師への報告は、主語を患者にすることが大切です。ケアをする私たちが思っていることと、患者（家族）の思いや実感を混同しないように注意しましょう。

3 副作用対策

　副作用対策をしっかり行うことも疼痛緩和のコツです。代表的なものに吐気や便秘があります。薬剤の作用機序を理解すると、吐気止めも使い分けることが必要だとわかります。

　オピオイド鎮痛薬は小腸から吸収されるため、便秘であっても下痢であっても吸収が不安定となります。腸内環境を整えることがとても重要です。がん患者の場合、「便がでない＝下剤内服や浣腸」というわけではありません。患者の消化管の状態や便秘の原因をアセスメントし、排便コントロールの方法が患者の苦痛症状とならないように、適切な対応をしていく必要があります。副作用と思われる症状が出現した時に、オピオイド鎮痛薬の内服開始・増量時期等と関連があるのかをアセスメントし、すぐにオピオイド鎮痛薬の副作用とは考えないようにすることも大切です。

参考文献

○　高橋美賀子・梅田恵・熊谷靖代：ナースによるナースのためのがん患者のペインマネジメント，日本看護協会出版会，2007.

○　平原佐斗司・茅根義和：チャレンジ！在宅がん緩和ケア，南山堂，2009.

4 身体症状のケア

1 呼吸困難

1 ■ 呼吸困難とは

　がん患者の呼吸器症状の緩和に関するガイドライン（2016年版）では、呼吸困難は「呼吸時の不快な感覚」[1]としており、呼吸不全とは区別されています。身体的な変化からだけでなく不安や精神的な要因から起きる場合があります。また、「息ができない」という恐怖は死に直結する恐怖にもなり薬剤療法や酸素療法のみならず、日常生活におけるケア、精神的ケアが症状緩和にとって重要となります。

2 ■ ケアの実際

1 アセスメントと評価

　呼吸状態の観察を行い、呼吸状態とパルスオキシメーターによる経皮的動脈血酸素飽和度（SpO_2）との関係や、呼吸困難に影響している要因をアセスメントし、治療とケアを行います。主観的な評価として呼吸困難の強さをNRS（Numerical Rating Scale）で評価します。またどのように呼吸困難を自覚するのかという質的な評価にCDS（Cancer Dyspnea Scale）の評価尺度を利用します。他者評価として、どのくらい生活の支障になっているかをIPOS（Integrated Palliative care Outcome Scale）で評価していきます。

2 治療

在宅酸素療法（HOT：Home Oxygen Therapy）　医師の指示により、自宅に専用の機械を設置し酸素吸入を行う治療法です。在宅において電源を確保でき、火気の近くでなければ機械の設置が可能です。経皮的動脈血酸素飽和度（SpO_2）の低下があるがん終末期において在宅酸素療

法を行います。安静時と労作時、処置時の酸素流量は事前に主治医の指示を確認しておき、活動による呼吸困難の悪化を防ぎます。在宅酸素療法を行う場合は、酸素吸入をしながらも普段どおりの生活ができるよう、チューブの長さや設置の位置に配慮して、転倒には十分に注意する必要があります。酸素カニューレや酸素マスクのゴムによる、耳介付け根などの皮膚トラブルにも注意します。非常時や外出時に備え、酸素ボンベを準備しておき、流量や取り扱いの確認をしておきます。

薬剤療法　がん患者の呼吸器症状の緩和に関するガイドラインでは、がん末期の呼吸困難の症状緩和に、モルヒネ塩酸塩水和物の投与を推奨しています。内服が可能な場合は、内服薬とレスキューともにモルヒネ塩酸塩水和物にて調整を行います。急な呼吸困難の増悪で内服が困難な場合のために、モルヒネ塩酸塩水和物坐剤（アンペック坐剤）を準備しておくと安心です。内服と坐剤では対応が困難な場合は、持続皮下注射にて持続的にモルヒネ塩酸塩水和物の投与を行うことも検討します。

　呼吸困難は不安などの精神的要素が大きく影響するため、抗不安薬のジアゼパム（セルシン）の内服が効果があることがあります。内服が困難な時は、ジアゼパム（セルシン）を舌下する方法を説明するか、プロマゼパム坐剤（セニラン坐剤）も準備しておきます。呼吸困難を感じはじめた際にレスキュー投与する、もしくは定期的に内服することで呼吸の安定を図ります。がん性リンパ管症、上大静脈症候群、主要上気道閉塞などの急な呼吸困難に対し、コルチコステロイドの投与が有効なことがあります。

　このような基本的治療を行っても、安静時にも呼吸困難を訴える場合は、本人や家族と相談しながらチームで十分に検討し、間欠的または持続的な鎮静を検討することがあります（Q&A参照）。

　また、在宅では付き添い者が不在の場合もあり、内服のタイミングやレスキューは、患者の生活に合わせて、患者が内服しやすい回数や形状の薬剤を調整し、1人でも手に取りやすい場所に置くようにします。

3 ■ 在宅緩和ケア

1 呼吸が安楽に行える支援の方法

環境の調整　姿勢は頭側の挙上やクッションなどでポジショニングしながら、患者が好む体位を調整していきます。更衣がしやすいようにきつい衣服は避け、特に腹部にゴムなどがある場合は緩めるようにします。室温は低めに調整し、窓を開けるなどして、風の流れを感じると空気の飢餓感が緩和されます。在宅の場合、ケアマネジャーと密に連携し、福祉用具の利用や住宅改修などを行い、安全・安楽に過ごせる療養環境を調整することが重要です。なるべく身体に負荷がかからず、安定した移動ができるよう、段差の解消、手すりの位置、トイレの高さ等の環境調整を行います。また、上体を挙上できる介護ベッドを準備します。

排泄ケア　呼吸困難は排便時の努責により増強するため、便の性状が硬便にならないようにします。緩和ケアが必要な時期は薬剤性、神経障害、腸閉塞や肛門狭窄などの器質的要因、電解質バランス、年齢等で便秘になる要因が多いため、アセスメントが重要です。便秘や下痢等の排便障害がある場合はまず、排便チェック表で便の性状や便の量、排便周期を確認します。呼吸困難そのものがストレスで排便障害となります。

　また、食事や腸の動き、排便姿勢なども影響します。水様便がオムツに継続的に付着している場合は、嵌入便の可能性があるので直腸診をして便の有無を確認します。摘便や浣腸が必要な場合は本人の呼吸状態を確認しながら、姿勢を工夫し負担をかけないよう注意して行います。また、腹部の状態を確認し、腸蠕動が減弱している場合は、臍部や下腹部の温罨法やマッサージで腸蠕動に働きかけます。呼吸困難がある場合には、モルヒネ塩酸塩水和物を使用していることが多く、便秘になりやすいので特に注意します。オピオイド誘発性便秘症の場合は、オピオイド受容体拮抗薬のナルデメジン（スインプロイク）が有用とされています。

　排尿障害は、尿失禁や頻尿、排尿困難が考えられます。トイレまでの

移動が困難な場合は、ポータブルトイレの使用を提案します。さらに呼吸困難が増悪した場合は、上体を挙上し尿器やオムツを活用して安楽に排泄できるようにします。残尿がある場合は間欠的導尿、膀胱留置カテーテルの使用が検討されます。

　また、排泄の前にオピオイドのレスキューを行うことで呼吸困難の増悪が予防できます。在宅で過ごされている場合は、本人の意向を大切にしながら、介護者の負担の軽減にも配慮します。

清潔ケア　自宅での入浴が困難な場合で希望があれば、なるべく負担が少ないように訪問入浴サービスを利用します。事前に呼吸困難の増強を予防するレスキューを使用しても呼吸困難が増強する場合は、足浴や手浴などの部分浴、陰部洗浄、清拭などで呼吸の負担が少ない方法を行います。呼吸困難が増強する場合に備えて、酸素流量や予防と追加のレスキュー薬を医師に確認しておき、訪問入浴のスタッフとも連携を密にしていきます。

食事・口腔ケア　横隔膜の挙上を防ぐため、一度に多く摂取しないようにします。呼吸困難による食欲低下時は冷たいものが喉を通りやすいため、食事の時間にかかわらず、摂取できる時にすぐに口にできるよう、冷蔵庫等に小分けにして準備しておきます。酸素療法により、鼻腔や口腔内がさらに乾燥しやすい状態になります。こまめに口腔ケアやうがいを行い、口腔内保湿ジェルを使用して口腔内の乾燥を防ぎます。また、鼻腔内が乾燥して閉塞することで酸素吸入が十分に行えなくなるため、鼻腔内の状態の確認とケアを行います。

呼吸の練習　呼吸困難が増強している状況では、不安や恐怖感からさらに症状が悪化していくことが多いため、普段からリラックスした状態で、腹式呼吸、口すぼめ呼吸などの呼吸法や排痰の方法を練習しておくことが重要です。自己コントロール感を獲得しておくと、発作時に慌てずに対応できます。

精神面のケア　安心できるように信頼関係を構築しておくことが重要で

す。会話時は、呼吸の様子を確認しながらゆっくりと落ち着いた声で話し、長い会話は避けます。発作時には常に誰かがそばにいて、安心できるようにします。声をかけながら、普段行っている呼吸法やリラックスできる方法を行います。回復してくるまでの「苦しい」ときには、酸素を意識的に吸い込むように声をかけたり、うちわなどで風を送って風を感じてもらう、呼吸に合わせて手や胸部をさする、好みのアロマオイルの芳香浴等で意識の方向を変える支援を行うことも有効となります。アロマジェル（例：アロエベラジェル20g＋無水エタノール5㎖＋ユーカリ1滴＋ペパーミント2滴＋ラベンダー2滴）を胸にゆっくり塗布すると、マッサージ効果や安心感につながり有効な場合もあります。

2 家族への支援

　在宅では発作時に家族が対応することが多いため、家族への説明や指導を行うことは大切です。急な呼吸困難を訴える際に備えて、家族でも投与できる薬剤を準備し、使い方を指導しておくと、家族と本人の安心につながります。

　呼吸困難は不安が増強し、また死に直結する可能性もあるため在宅で常にそばにいる家族の不安を聴き、対応方法を確認して家族の不安軽減を図ることも重要です。また、常に緊張して付き添う家族の労をねぎらいます。呼吸の変化の可能性について事前に十分に説明しておき、変化があっても慌てて救急車を呼ばず、緊急連絡先に連絡をするよう繰り返し連絡先を確認します。それでも不安な時には何時でも連絡してよいことを伝えます。

2 浮腫 (むくみ)

1 ■ 浮腫とは

　組織間質液量が異常に増加し、肉眼的に膨張している状態を浮腫といいます。

　終末期の場合には、低栄養状態による低アルブミン性が多く、がんの場合にはリンパ浮腫の併発や深部静脈血栓症治療に関連した神経障害による浮腫が重なる場合があります。

　ケアにおいては、どのような要因から発生した浮腫であるのかを理解したうえで行うことが最も重要です（**表1-10**）。

2 ■ 浮腫の合併症

　浮腫の合併症には、炎症性浮腫があります。代表的な感染状態は、蜂窩織炎です。これは、皮膚から細菌が侵入し患部の熱感・発赤で発症、進行すると硬性腫脹が拡がり、高熱を伴います。炎症が長引くと痛みも

表1-10　**浮腫の特徴からみた、鑑別診断**

	リンパ浮腫	内臓疾患から発生する浮腫	深部静脈血栓症
経過	徐々に増強	急激に増強	急激に増強
部位	左右差がある 局所	左右対称、同程度の太さ 全身性のこともある	左右差あり
特徴	初期では圧迫痕が残るが、進行すると硬く圧迫痕が残らない 慢性化するとリンパ液のうっ滞による線維化が進行、さらに硬く腫脹し四肢の可動性が低下する	柔らかく、押すと圧迫痕が残る 病状の悪化や進行を示すことが多い 皮膚がかなり脆弱で容易に傷つきやすく、みずみずしい	パンと張った、青白く照るような皮膚 血管外うっ血所見（静脈の怒張・皮膚色異常）を認める
原因	何らかの理由により、リンパ液の流れが妨げられている	毛細血管透過性の亢進と再吸収の低下（腎疾患・肝疾患・心疾患・ホルモンの不均衡・薬剤などが原因）	血栓により、血流が妨げられる

強くなり、患者の苦痛も大きくなるので、早期に皮膚の炎症徴候を発見し、抗菌薬での治療を開始する必要があります。虫さされなど外傷性の傷による炎症も感染のリスクが高まるため、注意が必要です。

3 ■ ケアの実際

ここでは主に緩和ケアが目的となり、浮腫の要因の治療や改善が困難となった時期、すなわちケアの目標が「浮腫の解消」ではなく「患者のQOL向上」にある場合のケアを示します。下肢では、靴が履けなくなる、上肢では、時計が食い込む等の生活動作への影響が出るため、浮腫によって患者が困っていることを改善することを目標とします。

がん患者のリンパ性浮腫へのケアについては、ドレナージや圧迫療法など専門家の技術や指導が必要になります。

1 スキンケア

毎日必ず、皮膚の状態の観察とともに行います。基本は乾燥を防ぎ、傷をつくらないことです。患部の保護と保湿が目的となります。乾燥は皮膚のバリア機能を低下させるので、保湿は重要です。

皮膚が脆弱になっている場合、保湿のためのケアがかえって皮膚に摩擦をかけ、刺激を与える場合があります。保湿剤を塗布するときには、両手のひらで保湿剤を温め伸ばしてから、手のひらの大きい面を用いて愛護的にやさしく皮膚に伸ばすとよいでしょう。

2 保湿に用いる軟膏の使い分け

プロペト　皮膚の水分を閉じ込める効果があります。塗り重ね過ぎると膜になり撥水状態になるので、入浴後や清拭などの清潔ケア後が望ましいです。薬剤として処方できるので、常備しやすい特徴があります。

市販の低刺激性のクリーム・ローション　低蛋白性の浮腫等、皮膚が脆弱な場合には伸びがよく浸透性の高いものを選びます。医師により処方できるものとしては、ヒルロイドローション0.3％、ヒルロイドソフト軟膏0.3％や、ベーテル保湿ローション（越屋メディカルケア）、価格は

高いですが、キュレル（花王）は専門家からの評価も高く使いやすいようです。

オイル　アロマテラピーマッサージに使用する植物油（キャリアオイル：ホホバ・スイートアーモンド・オリーブ等）が保湿効果も高く使いやすいです。アロマオイルを加えるとリラクゼーション効果も期待できます。市販のものはさまざまなものが配合されているので、低刺激性であるかの確認や注意が必要です。

4 ▪ 日常生活の援助

1 衣類の工夫

今までのサイズが合わなくなり、圧迫を引き起こしている場合には、大きいサイズやしめつけの少ないものへ替えることを提案します。ウエストの圧迫は下肢還流にも影響するので、紐で調節が可能なものへの工夫ができるとよいでしょう。低蛋白・アルブミン性の浮腫では、浮腫部分の「冷え」を生じていることも多く、保温性のある手袋や靴下を着用します。

2 浮腫の部位を高くする

下肢の場合、関節窩や足首を局所的に圧迫することがないように、枕等で平面にて挙上します。臥床時に心臓より高くするのが基本ですが、患者の楽な姿勢をとれるように支持します。

3 部分浴

入浴時以外にも、部分浴による温浴は重さやだるさを和らげ、血流を促し心地よさをもたらすケアとなります。アロマオイルや入浴剤の使用は、芳香浴の効果もあり喜ばれます。

5 ▪ マッサージ

スキンケアを兼ねて、クリームやオイルといった伸びのよい保湿剤を利用して、摩擦や強い圧をかけないように行うのがよいでしょう。軽擦

表1-11 **重力性に長時間座位にて浮腫が増強する場合のケア**

①**チューブ系伸縮包帯（チュービコット）の装着（写真1-2）**
重力性に増強する場合に有効です。ずり落ちず、うっ血性の圧迫痕が残らないサイズを選択します。下肢の場合には、足部〜足首＜下腿とサイズを変えるとよいでしょう。必ず、皮膚色の異常や装着のずれがないかを確認するように指導します。
一定の筒状の圧迫のため圧が均等になり、足の形状や浮腫の状態によっては下部から中枢方向に段階的に圧をかけられないため、効果不十分な場合もあります。

②**弾性着衣**
ハイソックスタイプの弾性ストッキングが圧迫の範囲も少なく、着脱も容易で使いやすいです。静脈還流促進の効果も期待できます。静脈血栓予防やリンパ浮腫よりもかなり弱圧である、クラス1以下（製品により圧の設定が違いますが、およそ19hP以下）および市販の着圧靴下を利用します。必ず開始の際には、医師に装着状態を確認してもらい適正圧であるかをみてもらいましょう。着用中に還流障害や動悸・気分不快等が現れた場合には使用を中止します。
低蛋白性の場合には、圧が強いと皮膚に食い込むだけで、皮膚への負担を増すこともあるので、有効な圧であるかの評価が必要です。座位になる時間だけ着用する等の方法を指導します。

法といい、手のひら全体や指に軽い圧力をかけ、やさしくさすると、皮膚や筋肉のこわばりをゆるめて、新陳代謝を促す効果があります。揉む・押すという方法は、ケアを受ける方の気持ちよさを聞きながら行い、皮膚が脆弱な場合には、特にスキンケアなどで創傷

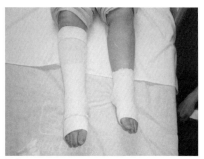

写真1-2

をつくることがないように慎重に行う必要があります。静脈性浮腫や炎症がある場合には、禁忌です。

6 ■ 精神面への配慮

　浮腫の患者からは「こんなにむくんじゃって」という言葉もよく聞かれ、なんらかの異常が身体に現れたサインとして、ネガティブにとらえられることが多いです。浮腫は本人にとってはそれほど気にならない場合でも、介護されている家族が病状の変化ととらえて不安を訴えること

もあります。出現したときには医師へ報告し、可能な治療があるのかの判断を確認するとともに、要因の説明を行い理解を促します。また、低栄養状態の場合には改善が難しく、その旨を説明しスキンケアやマッサージ等のケアが大切となることを伝えます。

3 ■ 倦怠感

1 ■ 症状の把握：アセスメント

がんの末期の状態になると倦怠感はほとんどの人に現れ[2]、薬剤でも改善が困難な症状の1つです。倦怠感はあくまで主観的な感覚ですが、我慢してあまり訴えない患者もいるので、在宅では家族からの情報も大切です。要因としては病状の変化からくる身体的な原因だけでなく、精神的、スピリチュアルなものなど複雑に関連し合って起きてくるものであり、QOLを著しく低下させてしまいます。全身状態の評価とともに、症状緩和を図りながら患者の希望を支えるようなかかわりをしていくことが重要です。

2 ■ ケアの実際

1 治療

原因ががんの悪液質による場合には、ステロイド（リンデロン）が有効な場合があります。電解質の異常や貧血などで、治療によって症状の改善が見込まれる場合にはその治療を行います。しかし、予後予測や全身状態を鑑みながらどこまで治療を行うかは患者、家族も含め慎重に検討していく必要があります。身の置き所がないようなだるさにはジアゼパム（セルシン）の内服やブロマゼパム（セニラン坐薬）などによる鎮静効果が症状を緩和させる場合があります。セルシンは、飲み込みが難しくなってきているときには、舌下錠として使用しますが、口腔内の乾燥が著明な場合には少量の水でふやけさせてから使用すると吸収しやす

くなります。

2 評価

　訪問時には患者の訴えをよく聞き、表情やADLの変化、バイタルサインや全身の状態、また、家族からの情報も得て総合的に評価していきます。

　本人の訴えとしては、「だるくて仕方がない」とストレートに言葉にする以外、「何もする気にならない」「生きていても何の役にも立たない」などとマイナス思考の表現として表出することがあります。言葉としての裏にある意味を、今おかれている状態と合わせて評価していくことが大切です。しかし、言葉で表現しない場合も多いため、身体的な変化も細かく観察し、家族や介護者がみていての変化や以前はどうだったかなども合わせて総合的に判断していくことが重要です。

3 ■ 在宅緩和ケア

　本人ができることはしたいという思いを尊重し、自尊心を傷つけないように十分に配慮しながら、家族とも相談して情報提供やケアを行っていきます。体力やエネルギーの消耗をできるだけ防ぐように、環境調整や快と思えるケアを行っていくと同時に、自己効力感が実感でき自分でできるだけ納得した生活を送ることができるように支援していきます。

1 省エネルギーで体力を温存

環境調整　できればトイレに近いところにベッドを移動します。車椅子がすぐに手元にない場合には、キャスターつきの椅子を利用してトイレや移動を行う方法もあります。トイレへの移動も負担が大きい場合は、ポータブルトイレや尿器、オムツなどの使用を提案していきます。介護用ベッドやサイドテーブルを利用し、ベッド周囲の手の届くところに水や食べ物、ティッシュなどを整えます。大きな声を出すのが大変になってきている場合には、ベルや携帯電話、ワイヤレス携帯アラームの使用など、家族を呼ぶ方法を相談していく必要があります。ベッドに臥床し

ている時間が増えてきたら早めにエアマットを導入します。

安楽な体位　クッションや小枕などを使用して安楽な体位の工夫を行います。ベッドやトイレは少し高い方が移動しやすいので、動きやすい高さや位置を調整していきます。

2 身体的な苦痛の緩和

　マッサージは痛みや倦怠感の緩和に有効なケアの1つといえます。

　マッサージとして希望が多い部位は、背中や上肢、下肢、足底などです。保湿クリームやアロマオイルを使用することで、皮膚の保護やリラックス効果が得られますが、人によっては香りやべたつく感じが嫌という人もいるので確認したうえで行います。「機械よりもぬくもりが伝わる人の手が一番気持ちがよい」という発言がよく聞かれます。本格的なマッサージでなく擦るだけでも苦痛の緩和や、人が傍にいて触れてもらうという安心感につながるので、家族にもマッサージの意義や方法を説明して行ってもらいます。エアマットを使用している場合、身体の下に敷いているバスタオルを持ち上げて、マットと身体の間に手を入れて背中を擦ることや、背骨の脇に指を当てて患者の体重を乗せるようにするだけで指圧効果があり、心地よさにつながります。これらのことを行うことで、血行を促し褥瘡予防にもなります。

　訪問時に看護師と一緒に家族が行うことで、思い出話をしたり患者が家族にとってどんな存在だったかなど、良好なコミュニケーションを図る機会にもなります。

3 希望を聞きながら快と思うケアを行う

　手・足浴、シャワー、入浴などを行うことにより新陳代謝を高め、心身の緊張を和らげ気分転換、爽快感につながります。しかし、快と同時に倦怠感の増強にもなり得るので、ケアのあとの疲労がどうだったか、患者や家族に確認していきます。毎回、どこまでどんな方法で行ったらよいか相談して、患者の負担を極力減らしていく必要があります。

　また、病状を把握している看護師がケアマネジャーに適切に情報を伝

え、看護師とヘルパーの役割や時間が重ならないようにケアマネジャーと相談していきます。

4 精神的な安定

　患者が今の状態をどう思っているのか、心配や不安、困っていることがないか、どうしたいと思っているのかなど、訴えや気持ちに丁寧に耳を傾けていきます。患者が大切にしていることや、今までの生き方、生活の仕方などを尊重し、相手を理解し一緒に歩んでいこうとする姿勢が大切です。また、やりたいことがたくさんあっても、優先順位を決めて行い、体力を温存していく必要性を説明していきます。食べられるものを一口でも食べることができたり、庭の景色を眺めることができるなど、些細なことであっても楽しみやしたいことができるように、タイミングを逃さず工夫していくことも大切です。

4 ■ 家族への支援

　家族は倦怠感が強い患者に対して、どうなってしまうのか、どうしてあげたらよいのか不安や切ない思いをもっています。家族が理解しやすいような情報提供や説明を行い、不安の軽減に努めていきます。倒れそうになってもギリギリまでトイレに行く患者もいて、それに付き添う家族は夜も眠れず、体調を崩す人もいるので、家族をねぎらうとともに家族の身体的状況も確認していきます。

　また、家族の訴えに耳を傾け、気持ちに寄り添う姿勢が大切です。家族も本人の思いを尊重することができた、できるだけのことはしてあげられた、と少しでも悔いがなく、納得した介護となるように支援していくことが必要です。

4 食欲不振

1 ■ がんと食欲不振

　緩和ケアを受ける患者の多くは「食べたいけれど食べられない」「食べたくない」という食欲不振を経験します。食欲が低下し経口摂取ができない状態が続くと、体重減少、筋力低下、免疫力低下につながりQOLに大きく影響します。患者本人は食べられないことに不安を感じ、「食」そのものがストレスになることもあります。また、家族は痩せ細っていく姿を見て、心配や悲しみの感情を抱き、何とか食べてほしいと願います。

　緩和ケアにおける食事は、経口摂取が基本で「好きな物を、好きなだけ、好きなときに」食べられるようにします。食べられそうな食事を提案しつつ、不安や悲嘆の気持ちを支えることが大切です。代謝障害である悪液質は骨格筋量を減少させますから、早い段階から食欲不振に対応しましょう。調子のよいときに体を動かすことは、食欲の改善や気分転換になります。一方、徐々に食べられなくなるということは自然なことであり、近づく死を受け入れられるように心の準備をする最初のきっかけになるかもしれません。

2 ■ 食欲不振に陥る原因と対策

　食欲不振を引き起こしている理由は以下の要因の複合的なものだと考えられます。これらの食欲不振の原因のなかには、鬱や便秘、口腔内の問題、高カルシウム血症、オピオイドなどの薬剤の副作用など改善可能な原因も少なくありません。末期がんだから食べられないと安易に考えず、原因についてチームでアセスメントし、治療できる原因に対しては適切な治療に結び付けることが大切です。

　悪液質に伴う食欲不振に対しては、ステロイドを用いることが多いです。また、一部のがんの悪液質による食欲不振にはエドルミズ錠（アナ

モレリン）が有効な場合があります。

○心理的な要因

　不安、混乱、絶望、悲しみ、罪悪感、恐怖

○薬の副作用

　悪心、嘔吐、便秘、下痢、味覚の変化、嗅覚の変化、口内炎、しびれ

○代謝問題

　悪液質、胃腸の消化吸収機能の減退、体液貯留、倦怠感、呼吸困難、発熱、痛み

　人生の最期まで患者・家族のQOLの向上を目指すとき、食・栄養は大きな役割を果たします。食欲不振が続いた場合、日本臨床栄養代謝学会の「静脈経腸栄養ガイドライン」、日本緩和医療学会の「終末期がん患者の輸液療法に関するガイドライン」などを参考に、予後と病態に応じた適切な栄養療法の選択について患者・家族・医療チームで検討します。

3 ■ 食の支援

　緩和ケアにおいても「食」は、生の喜びを共有するひとときです。時には家族が食事の介助をすることで、一口の喜びを分かち合えるかもしれません。しかし、食欲があっても10分後には、食べられない状態に戻ってしまう場合があります。食べられる瞬間を逃さないよう、好みの食べ物を常備しておくとよいでしょう。また、食欲をそそられるにおいでも、体調の悪いときは、食べ物のにおいに敏感になり、吐き気を感じることが少なくありません。部屋の空気の流れる方向に気をつけましょう。このほかにも見た目の量が多いと、見るだけで食欲を失うという人や、噛む力が弱くすぐに疲れてしまう人もいるため配慮が必要です。

　表1-12に「好まれる食べ物」、**表1-13**に「敬遠される食べ物」の例を示しましたが、個人差が大きく日々変化しますので臨機応変な対応を心がけます。

表1–12	好まれる食べ物
冷たい物	シャーベット、かき氷、アイスクリーム、ゼリー、果物冷製スープ、刺身
のど越しのよい物ツルンとした物	麺（冷麺・そうめん・うどん）卵豆腐、茶碗蒸し、温泉玉子
一口サイズの物	寿司（握り・のり巻き・ちらし）サンドイッチ
しっかり味のついた物	カレー、うな丼、ラーメン
その他	懐かしい味、思い出の味

表1–13	敬遠される食べ物
においのする物	魚、肉料理（温かくにおいがこもる）味噌、醤油香りの強い野菜（葱など）
量が多い物重たい物	大皿のおかず大きな肉
硬い物	硬い肉繊維が多い野菜海藻
しみる物	酢の物柑橘類、キウイフルーツ
その他	味のないご飯味付けの薄い物パサパサした物ベタベタ状の物

　がんの自然の経過として食べられなくなる看取り期には、食事に代わる別の方法（**表1–14**）で愛情を示すことは、「家族が一生懸命つくってくれたのに食べることができず申し訳ない」という患者の思い、「あの時食べておけばよかった」「胃ろうをつくらなかったのは正しかったのだろうか」という家族の後悔や自責の念を軽減する効果があります。「食べなくてもいい」と思えることで、患者と家族の緊張が和らいでいくこともあります。

　食欲不振が期待どおり改善せず食べることが困難になっていく過程において、患者本人と家族は、病気の進行を悟ります。そして、残された生命について向き合うことができるようになるのです。ケアをするときは、食べられなくなることは自然なことであり、誰にでも起きることが理解できるよう優しくサポートし、見守ることが大切です。

表1-14 **看取り期の食支援のポイント**

・食べなくてもいい 優しく見守る
・季節感を彩りよく、小盛りや一口サイズにする
・優しく励ましても、しつこく言わない
・魅力的なテーブルと食器を使う
・新鮮な空気と景色の変化を楽しむ、天気のよい日は、外に連れ出して食べる
・食卓を皆で囲み、社交的な楽しい雰囲気をつくる
・個人差があることを忘れない
・食への思いは（一人ひとり一日一日）にある
・ガーゼに湿らせた一しずくの味にも喜びを
・似合う服で体型をカバーし自尊心を保てるようにし、髪型や化粧で気分転換する
・薬（サプリメント）を飲むだけで満腹にならないようにする
・便器や嘔吐用桶などは遠ざける

5 下痢・便秘

　がんの緩和ケアにおいても、排泄に関する問題は個人の尊厳はもとより、家族との暮らしを困難にする要因になります。排便状態の観察とアセスメントを行い、排便異常の原因を考え、原因に対するケアを実施することが苦痛の緩和にもつながります。

1 ■ 下痢

1 下痢とは

　便の硬さが低下し、泥状から水様の便が排泄されることをいいます。便中の水分量は、普通便で70〜80%、泥状便で80〜90%、水様便で90%になります。便の液状化、排泄回数の増加、排便量の増加（水分を多く含む）する場合を下痢と呼びます。終末期患者の5〜10%に見られ、化学療法や放射線治療などが原因で下痢になる場合もあります。

2 下痢の要因

　終末期において、主に次の要因が考えられます。

①食事（乳製品、腸管栄養剤、脂肪の多い食品など）

②薬（抗がん剤、抗生物質、下剤など）

③手術（胃切除、結腸切除、短腸症など）

④感染（感染性腸炎、偽膜性腸炎）

⑤吸収障害（がん性腹膜炎、膵性脂肪下痢、胆汁酸の分泌障害など）

⑥閉塞性（溢流性下痢、不完全な腸閉塞）

3 アセスメント

主なアセスメントのポイントは、次のとおりです。

①発症の仕方（急性・慢性）

②排便回数（通常の排便間隔との比較）

③便の性状（血便、タール便、脂肪便、不消化便、粘液便、発酵臭や酸臭）

④随伴症状（痙性腹痛、発熱、悪心、嘔吐、脱水、食欲不振、倦怠感、栄養障害）

⑤食事内容

⑥原疾患との関連性

⑦治療状況（抗がん剤治療、放射線治療、抗生物質投与など）

4 ケアの実際

QOL の低下　下痢は食欲低下や電解質のバランスが狂うことで、体力を消耗するだけでなく、頻回な排便で行動範囲が狭まること、睡眠が障害されるなど、QOL の低下をきたします。また、スキントラブルをきたし身体的苦痛にもつながります。

食事・水分摂取　食事は消化吸収のよい低残渣のものを選びます。経腸栄養剤の場合は、薄めて注入して下痢の状態の経過を見ていきます。

腹痛や吐き気を伴う場合は禁食にする場合もあります。水分が摂れるようならば飲んでもらいます。それでも症状が悪化する場合は、水分も禁止とします。その際は、水分・電解質のバランスを崩し、口渇や倦怠感を伴うようになるため、補液の検討も必要になります。下痢による身体症状をアセスメントし、医師に報告する必要があります。

薬剤の使用　天然ケイ酸アルミニウム（腸閉塞、透析、細菌性下痢には

禁忌）、ロペラミド（偽膜性腸炎、潰瘍性大腸炎には禁忌）、ベルベリン塩化物水和物（出血性大腸炎、細菌性下痢）などがあります。

スキントラブルの予防　肛門周囲や臀部のびらんなどのスキントラブルを起こしやすくなるので、陰臀部を弱酸性の洗浄剤で洗浄します。頻回な下痢の場合は、洗浄剤が逆に皮膚のバリア機能を低下させてしまうこともあるため、微温湯で洗い流します。拭くときは愛護的に押さえ拭きをします。皮膚がただれないように、撥水性のワセリンなどで皮膚を保護します。ただれてしまった場合は、亜鉛華軟膏で皮膚を覆い下痢から皮膚を防御します。亜鉛華軟膏の難点は、油性の物でないときれいに洗浄できない点ですが、ひどいびらんがある時はお勧めです。油性の洗浄剤として、ベビーオイルなどを使用します。

オムツ・パッドの利用　下痢により体力が低下してしまった場合、トイレへの移動も負担となる場合があります。また、失敗をしてしまい精神的なストレスも見られる場合がありますので、オムツやパットの利用も検討する必要があります。年齢にもよりますが、転倒のリスクも出てきます。ポータブルトイレを検討してもよいかもしれませんが、羞恥心や排泄環境に十分配慮していく必要があります。

抗がん剤使用時　抗がん剤による下痢の場合は、排泄物の処理の仕方に注意をする必要があります。曝露対策も必要な場合があります。家族や訪問介護員もケアをするのであれば、排便処理の指導が必要となります。

2 ■ 便秘

1 便秘とは

　便秘とは、排便回数の低下、排便量の減少、排便困難感、残便感、腹痛や食欲不振などの症状を伴った状態をいいます。一般的に便が3日以上でない、残便感がある、便が硬いことを便秘と呼びます。排便習慣と便秘の自覚は個人差が大きいので、普段の排便状況の把握は必要です。

2 便秘の要因

便秘の要因は、主に次の要因が考えられます。

①消化管異常（腸管内の狭窄・閉塞、腹水や腫瘍による圧迫、手術・放射線治療による腸管癒着）

②薬剤性（オピオイド、抗がん剤、抗コリン作動薬、抗うつ薬、利尿薬、抗精神病薬など）

③電解質異常（高カルシウム血症、低カリウム血症）

④食事性（食事・食物繊維・水分量の低下など）

⑤全身性（加齢、衰弱、活動性の低下などによる腹圧の低下）

⑥神経因性（脊髄神経圧迫）

⑦心因性（不適切な環境、抑うつ、痛みや不眠）

オピオイドを使用しているがん患者では便秘は必発であり、適切な下剤の選択が必須になります。また、終末期になるにつれ活動性も低下する事、全身の衰弱により排泄する力も失われてきます。また腹腔内のがんの場合、腸への浸潤からイレウスを起こしやすくなりますので、ただの便秘なのかイレウスなのかの判断は必要です。便秘のタイプを知る必要があります。

・食事性便秘：偏った食事、がんの進行に伴い経口摂取量が減る

・弛緩性便秘：加齢やがんにより活動性が低下し腸の動きが低下する

・直腸性便秘：便意を我慢、下剤を使用しすぎて便意を感じにくくなっている

・痙攣性便秘：ストレスはさまざまあるが、自律神経が乱れると起こりやすい。がんの場合痛みや不眠、不安などが便秘を誘発します。

3 アセスメント

主なアセスメントのポイントは、次のとおりです。

①便の性状（硬さ、太さ、量、色、血液・粘膜の付着）

②排便時の状態（怒責、排便時間、排便時の痛みや不快感、残便感、排ガスの有無、腸蠕動音の有無や程度）

③排便時の随伴症状（腹痛、悪心・嘔吐、血便、肛門痛、発熱）

④食事や水分の摂取量

⑤使用薬剤

⑥手術歴、放射線治療

⑦痛みや、不安、ストレス、睡眠障害など

⑧活動性（終末期に近づくと低下してくる）、筋肉量（がんの進行に伴いるいそうが進むと全身の筋肉量も低下する）

4 ケアの実際

　便秘は食欲に影響を及ぼしたり、不快感を覚えるため精神状態にも影響をきたすことがあります。便秘へのケアは薬剤や浣腸、摘便で改善するのではなく、便秘の原因、誘因を排除、改善することから始めることが望ましいです。浣腸や摘便は決して心地よいケアではなく、特に摘便は苦痛を伴いますので、最終手段として考えてください。

　がん性疼痛で使用するオピオイドには、副作用に便秘がありますので、薬剤と上手に組み合わせて排便ケアに取り組む必要があります。

水分・食事の工夫　食事で便秘の解消ができるのであれば、それに越したことはありません。便秘に有効な食品として、次のものがあります。

①不水溶性食物繊維

　便の硬さをまし、腸の動きを促進します。ごぼう、玄米、タケノコ、キノコ、イモ類が該当します。

②水溶性食物繊維

　水分を吸収して便の性状を調整します。海藻、オクラ、こんにゃく、果物などが該当します。

③発酵食品

　ヨーグルト、納豆、チーズ、キムチ、みそなど。

④グアーガム加水分解物

　グアーガム加水分解物は、厚生労働省より規格基準型特定保健用食品に関与する成分に指定されており、腸内細菌による利用率が高く、整腸

作用に関してエビデンスがあるため、ヨーロッパ静脈経腸栄養学会（ESPEN）が推奨する唯一の食物繊維です。軟便にも硬便にも効果があり腸内フローラの改善、血糖値の上昇抑制作用も明らかになっています。

⑤その他

腸蠕動の促進物質が含まれている物（オリーブオイル、さつまいも）が該当します。

薬剤　原則として、まず整腸剤で様子を見ます。次に緩下剤で便の性状を改善します。

塩類下剤の作用時間は2〜3時間、刺激性下剤の作用時間は8〜18時間と効果が現れるまで個人差が大きいです。進行がんや終末期がんの患者では、刺激性下剤と機械的下剤（塩類下剤、糖類下剤）の併用が必要となることが多いです。しかし、浸透圧性下剤は、電解質異常や腹部膨満感などの副作用も出現します。酸化マグネシウムは高齢者には高カルシウム血症のリスクが生じます。プルゼニド、ラキソベロンなどは耐性化、習慣化するリスクもあります。スインプロイクは、消化管穿孔の危険性があるので、消化管閉塞、またはその疑いのある患者や、既往歴があり再発の可能性がある場合は投与しません。薬の特徴を理解しておくとよいでしょう（**表1−15**）。

腸蠕動の促進　下腹部の第4腰椎付近を温めると、腸の蠕動運動が促進されます。便秘に効果のあるツボ押しも有効です。臍部に手を当てまわしながらさすります。

排便のツボは臍部から左右に3横指に行き、その下3横指に、天枢（テンスウ）・大巨（タイコ）があります。皮膚が2〜3cm沈むくらい押します。左右臍部3横指もツボになっています。温罨法と同時に行うとより効果的です。

排便ケア　レシカルボン座薬、浣腸、摘便は、大腸に便が下りていないと効果はありません。食事や、運動、薬剤にて便を出せる位置まで降ろ

表1-15　オピオイドによる便秘に対する便秘薬

便秘薬の分類	種類	代表薬剤の商品名
プロバイオティクス	ビフィズス菌	ラックビー
		ビオフェルミン
	酪酸菌	ミヤBM
膨張性下剤	カルメロースナトリウム	バルコーゼ
	ポリカルボフィルカルシウム	ポリフル
		コロネル
浸透圧性下剤	酸化マグネシウム（塩類下剤（Mg製剤））	酸化マグネシウム
	ラクツロース（糖類下剤）	ラグノスNF
		モニラック
刺激性下剤	センノシド（アントラキノン系）	プルゼニド
	ビサコジル（ジフェニール系）	テレミンソフト
	ピコスルファートナトリウム水和物（ジフェニール系）	ピコスルファートNa、ラキソベロン
上皮機能変容薬	ルビプロストン	アミティーザ
	リナクロチド	リンゼス
消化管運動賦活剤	モサプリドクエン酸塩水和物	ガスモチン
漢方薬	潤腸湯、麻子仁丸、大黄甘草湯、大建中湯、桂枝芍薬甘草湯など	
新規便秘薬	胆汁酸トランスポーター阻害薬（エロビキシバット水和物）	グーフィス
	マクロゴール4000配合（ポリエチレングリコール（PEG））	モビコール
	オピオイド誘発性便秘症治療薬（ナルデメジントシル酸塩）	スインプロイク

してから行うほうがいいでしょう。終末期になると、経口摂取量が減り活動性が低下するため、どうしても薬剤と、排便ケアで便を出すしかなくなります。少しでも苦痛がないように、腹部のツボ押し、マッサージ、温罨法も併用し排泄支援をします。

5 ブリストルスケール（BBS）の活用

　下痢や便秘に対するケアを行うにあたり、日々の観察が重要になります。しかし、排泄のケアにかかわるのが看護師ではなく、家族やヘルパーのこともあります。便の性状や量でアセスメントするため、誰もが同じように観察できるようにブリストルスケール（BBS）を使用します（**図1-8**）。

図1-8　ブリストルスケール（BBS）

消化器官の通過時間

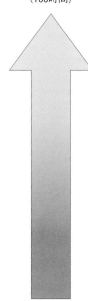

非常に長い
（100時間）

1	硬便		コロコロ便：硬くコロコロの便
2			短く固まった硬い便
3	普通便		水分が少なく、ひび割れている便
4			適度な軟らかさの便
5			水分が多くやや軟らかい便
6	軟便		形のない泥のような便
7			水のような便

非常に早い
（約10時間）

6 口腔ケア

1 ■ 自立を促すための礎

　健康な人でも、口腔を清掃することや機能を維持することを怠ると、う蝕・歯周病・粘膜疾患を起こします。さらに口腔清掃を怠ると口腔疾患を悪化させて、歯を失います。現在では、補綴物を入れることで、口腔の仕組みを維持することが可能になっています。補綴物により口腔の役割を維持できるようになった人は、さらに口腔清掃や口腔機能の維持のための技術を必要とします[3]。

　人は、発熱、腹痛を起こし気分が悪いとき、「口腔を清掃しなくては」などとは、考えにくいと思います。食べたくない、話したくないと「口を使わないので、口は清掃しなくて大丈夫」と思っている人が、医療専門職のなかでも少なくありません。

　口が使えなくなると、口腔内は清潔でなくなり、その機能も落ちるため、より口腔内を清潔にし、口腔に刺激を加え口腔機能を維持することが、何よりも大切です。口腔内が、正常な状態ではなくなると、二次的な疾患を起こし、目的の治療を積極的にできなくなります。当然、入院治療となることもあります。すべての疾病の支持療法としての「口腔のケア」の基本的な方法を知ることが何より必要なことです。とりわけ、緩和ケアでは、少しでも苦痛を除去し、QOLを維持するためにも、「口腔のケア」は、大きな役割をはたします[4]。

2 ■ ケアの内容の選択

　口腔の仕組みを理解して自分の口腔清掃をしている人は、患者の口腔の変化にいち早く気づくことと思います。支援する本人が、自身の口腔の清掃を上手にでき、機能も保てるならば、その方法を患者に提供すれば、患者の口腔を健康な状態に保つことができます。口腔を清潔にして、機能を維持するための基本を確認してみましょう。

口の中は、身体の中で一番硬い歯とデリケートで軟らかい粘膜が隣り合わせにあります。歯は磨かないと清潔を保つことができません。また、粘膜ケアは、有病者（がん・難病患者）には特に重要です。粘膜を軟らかい粘膜用ブラシでなでるように磨き、付着物の除去をしながら、粘膜に刺激を与えることで、過敏を引き起こすことを予防します。

　カンジダが口腔粘膜に見られる場合にも、粘膜ケアをしていくと除去できます。

　通常、歯ブラシ、コップ、水、デンタルフロス、うがいができれば歯みがき剤を使用するだけで、健康な口腔を維持することができます。口腔にトラブルがあると、必要な物品が2～3加わります。患者の口腔の状況に合わせたケアをこまめに行うことで、重症化を防ぐことができます。その手技は、支援者自身の口腔をケアすることで、訓練できるのです[4]。

3 ■ 口腔の状況に合わせたケアの提供

　どの疾病も重症になれば、口腔に影響を及ぼします。療養中の患者には、食後と就寝前には必ず口腔清掃をするように指導することが必要です。水分を摂取してはいけない人も機会をつくって、口腔乾燥を予防することを目的に、水道水でよいので、うがいをしてもらうように指導します。うがいは口腔機能の維持にもつながります。自分で少しでも自立してケアができる人には、支援をしながら口腔ケアをしてもらいますが、吐き出すべきものを誤飲させないような姿勢をとります。10～15ccの水を口に含み、口唇をしっかり閉じ、下を向き30秒、頬を振動させて水を動かします。ベッド上でケアをする場合は特に誤飲しやすくなりますので、より注意が必要です（**写真1-3**）。

　つまり、それぞれの状況にあった口腔ケアの手技が必要です。基本の手技に、それぞれの患者の治療の副作用として、口腔に現れた状況に合わせた対応を加えることで対処します。意識がない人、気管挿管や気管

粘膜ブラシと吸引チューブの持ち方

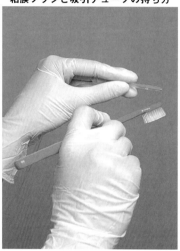

口腔ケア時には、このような位置で吸引チューブを必ず使用する。

うがいのすすめ

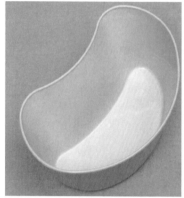

ガーグルベースンを用意する。

うがいができる、口に水を含むことができる人には、うがいをする機会を増やす。ベッドサイドで水を吐き出す器を用意します。
※器は洗面器でもよい。

写真1-3　粘膜ブラシ・吸引チューブの使用方法とうがいのすすめ

切開をしている人など、口腔から食物を摂取できない状況になった人は、1日に3回以上の口腔ケアが必須です。特に、肺に炎症があると痰が必ず鼻や口腔内にたまります。できるだけ、ため込まずに除去することが、口腔の機能を維持することにつながります。ここを怠ると、痰が固まり、舌や頬粘膜に張り付き、時には咽頭に痰の膜や塊を作り呼吸困難を引き起こします。療養中の患者の多くは、口呼吸をするため口腔乾燥を起こすので、より粘膜のケアが必要となります[5]。酸素吸入を実施している患者には特に口腔乾燥の対処（対応）が必要となります。

　口腔ケアに使用する器材は、**表1―16**と**写真1―4**に示すとおりです。最近は、吸引や呼吸装置など在宅で病院と同様の設備を備えている患者はさほど、珍しくありません。在宅では、家にあるものを利用すればよ

表1-16 **口腔ケアに使用する器材と目的**

必要用具	使用目的
粘膜ブラシ	口腔内粘膜をブラッシングする（歯周病の人にも効果がある）
歯ブラシ	歯や歯肉をブラッシングする
デンタルフロス、歯間ブラシ	歯間の汚れをとる
吸引チューブ、水・コップ、ガーゼ	水で汚れを洗い流し、嚥下させないよう吸引する
ワセリン・ココアバター、リップクリーム	乾燥を防ぐ
フッ化物ジェル、クロールヘキシジンジェル	う歯予防、歯周病予防
ライト	口腔内をよく見る

注）保湿剤使用の場合は、特にこまめに観察し、塗布しなおすことが必要です。（使用方法を間違えると危険）

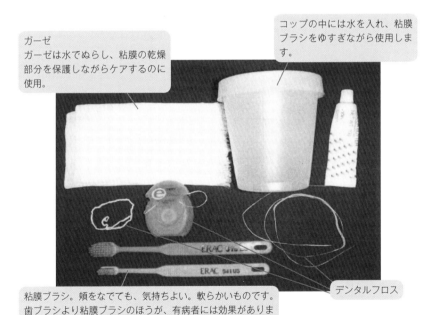

ガーゼ
ガーゼは水でぬらし、粘膜の乾燥部分を保護しながらケアするのに使用。

コップの中には水を入れ、粘膜ブラシをゆすぎながら使用します。

粘膜ブラシ。頬をなでても、気持ちよい。軟らかいものです。歯ブラシより粘膜ブラシのほうが、有病者には効果があります。

デンタルフロス

写真1-4 口腔ケアに使用する器材

いと思いますが、感染を防ぐための知識は必要です。患者は、十人十色、まったく同様のケースはありません。特に在宅では、患者に負担をかけないためにも、より応用力を発揮し、器材や薬剤の選択には、最小で最大の効果を上げる心配りが必要です。患者の負担を減らすためにも、多職種と連携し、よりよい口腔ケアを実践していくことが、大切であると思います[6]。

7 褥瘡

1 ■ 終末期における身体症状と褥瘡発生の関連

　褥瘡は、悪化するとケアに難渋し、さらに臭気を生じるので、在宅で暮らす患者や家族にとっては大きな問題となります。進行すると骨髄炎や敗血症を引き起こし、死に至ることもある危険な症候です。なるべく早期のうちに発見し、改善することが望まれ、療養生活を快適に過ごすためにも、褥瘡発生前に未然に防ぐことが重要と考えます。

　しかし、緩和ケアを受ける時期の患者は、褥瘡ができやすい状況にあります。疼痛が強い方や浮腫・麻痺のある方、寝たきりの方では、自力での体位変換が困難であり、同一部位に持続的な圧がかかりやすい状況です。低栄養が進むと、皮下脂肪や筋肉組織が減少し、骨突出が現れやすくなります。また、特に高齢者は低アルブミン血症は浮腫を招き、皮膚弾力性が低下しやすく、加齢による皮脂分泌低下に伴う乾燥により、皮膚が菲薄化し、体位変換時の摩擦やずれ力の影響を受けやすいといえます。心臓・肺・腎臓・肝臓などの主要臓器が機能不全に陥り、全身の血液灌流が低下すると、人体を覆う最大の臓器である皮膚への酸素供給・栄養・水分バランスが乱れるため、バリア機能が低下して外的刺激の受けやすさを増長します。尿・便失禁、発汗などによる皮膚の浸軟や汚染も、スキントラブルの引き金となる環境となりえます。

　このような褥瘡発生要因の一つひとつを取り除くことが、褥瘡の治

癒・改善につながり、新規発生の予防となります。

2 ■ 終末期における褥瘡のアセスメント

いかに注意を払っても、褥瘡ができることはあります。褥瘡発生が認められた時には、次のようなポイントでアセスメントを行います（**表1−17**）。終末期においては、治しきれない褥瘡があることも認識し、治すことよりも患者の苦痛を最小限にすることを目標にする場合もあります。

3 ■ ケアの実際

緩和ケアにおける褥瘡ケアの視点は、**図1−9**のとおりです。

4 ■ 褥瘡の治癒・改善を目標としたケア

基礎疾患や併存疾患のコントロールや全身状態が悪くはなく、まだ残された時間が見込める場合、褥瘡の治癒や改善を目標として、局所のケアを行いつつ、褥瘡ができた要因を見極め、取り除いていきます。

1 褥瘡発生要因の除去・緩和

持続的な圧迫やずれ力の除去　ベッド頭部の上げ下げ時に背面（仙骨部、尾骨部、坐骨結節部）に生じるずれ力や摩擦、踵骨部に加わる圧、患者がクッションから逃れるように好む体勢になるうちに気づかずにあたっているベッド柵、寝衣のしわ・重なりなどがなかったでしょうか。

また、愛護的なマッサージは筋緊張を和らげますが、褥瘡が生じている部位や骨突起部には禁忌であることを、家族やヘルパーにも確認しな

表1−17　**終末期における褥瘡のアセスメントのポイント**

1）褥瘡の治癒や改善を目標にできるか？ 2）褥瘡発生の原因は何か？ 　・応力（圧迫やずれ力）のため？・栄養状態不良のため？・失禁などの湿潤のため？

1 感染のコントロール

　褥瘡の壊死組織周囲に化膿の四徴（発赤・腫脹・熱感・疼痛）のうち1つでも徴候が見られたときは、創感染を疑います。特に黒色痂皮（かひ）を伴う場合は、硬い蓋の役目を果たす痂皮の下で感染が広がり、敗血症に至る危険な状態である可能性があります。医師と連携し、外科的切開を行い、創を開放する必要があります。例外として、骨髄炎や筋膜下感染などの深部感染では化膿の四徴は見られませんが、重篤な全身感染症へ移行する可能性があるので注意が必要です。四徴が見られなくても、激痛、発熱、汚い滲出液が見られる場合は、ただちに受診が必要です。

　前記のように、感染徴候がある壊死組織には外科的デブリードメントを行いますが、感染徴候のない場合は酵素製剤などによる化学的デブリードメントやドレッシング材貼付による選択的デブリードメント（自己融解）でゆっくり壊死組織を取っていっても構いません。

2 苦痛の軽減

　すでに行っている疼痛緩和や呼吸困難対策などの症状緩和対策を、可能な限り継続して行っていくことを優先します。そのうえで、褥瘡に関連する苦痛の緩和を図ります。

　これには、局所ケアの際の感染防止のための薬剤塗布やドレッシング材交換・洗浄を行うためにとる側臥位の持続時間を最短にするよう、ケアの際は物品等を十分準備してから臨みます。また、局所ケアの頻度をできるだけ少なくしたいと滲出液吸収のためのガーゼを厚めにあてると、褥瘡内部にさらに圧迫が加わり新たな褥瘡発生（D in D）につながってしまいます。そのため、吸収性の高いドレッシング材やパッドを使用するなどの工夫が求められます。

　さらに、介護保険で利用可能な体圧分散マットレスについては、静止型と圧切替型の2種類があるので、特徴を理解して適切なものを選択しましょう。大まかに考えると、患者が自力で体位変換できる、少しでも起き上がれる場合は、患者自身の動きを妨げないよう、かつ新規褥瘡発

生を予防できるよう、最低限の柔らかさと反発力のある静止型マットレスが推奨されます。そして、動きの機能回復の可能性がなく寝たきりの場合、在宅では体位変換のためのマンパワーが少ないため、圧切替型のマットレスを選択します。

ただし、マットレスの波動により体圧がかかる部分を移動させていく圧切替型では、体圧が分散される反面、疼痛や倦怠感のある患者では、波動に苦痛を感じたり、睡眠を妨げられたり、船酔い現象を生じたりすることもあるので、本人への確認が必要です。身体とマットレスとの接触面積を広くして１か所にかかる圧を小さくする静止型では、疼痛を誘発したり増強させたりしない利点があります。一方で、身体の沈み込みによって患者のもっている可動性を抑制してしまったり、そのことによって意識が明瞭な場合には焦燥感を抱いたり失望したりすることもあるので、適度な圧のものを使用できるよう考慮が必要です。

3 安楽な体位保持

人の身体は、身体自身の重さがかかる部位である荷重部（頭部・胸部・骨盤部・左右の上肢・左右の下肢）と、身体を動かす部位である可動部（関節部）から成り立っているといえます。臥位で考えれば、床面と接している部分が荷重部で、接しておらず浮き上がっている部分が可動部ですので、荷重部が身体の重さを支えており、かつ、支える場所にしっかりと重さがかかって初めて関節部が動かせる状態になっていることがわかります。

柔らか過ぎるマットレスやクッションの使用も含め、本来かかるべきところ（荷重部）に身体の重さが乗らず、重さを受ける面積が小さいとき（不適切な姿勢のとき）、筋肉に負荷がかかり筋緊張の高い状態が続くことで身を固める姿勢になり、拘縮が生じます。また、本来は動く部位である関節部（可動部）に体重がかかり続けることでも関節の動きが悪化し、拘縮を生じます。そして、局所の圧が高くなることで褥瘡も生じます。つまり、不良姿勢は筋緊張を招き、それが原因で拘縮や褥瘡な

どの二次障害を引き起こすことにつながります。

　姿勢管理においては、その姿勢が何を目的にした姿勢であるかを常に認識する必要があり、食事時であれば安定した座位姿勢が、排泄時であれば安定した前傾座位姿勢が、そして臥位においては休息あるいは睡眠を目的とした正しく安定性の高い姿勢が求められます。原則としては、同じ姿勢で骨突起部や関節部のみに長時間にわたり圧がかからないよう、広い接触面で身体を支えるようにマットレスやクッションを使用することです。そして、例えば片足の角度を少しだけ変える、腕の位置を少しだけずらす、などの部分的で小さな体位変換（スモールシフト）を行うことで、圧がかかる部位に変化がある方が望ましいといえます。

　在宅では、介護者の「してあげたい」気持ちを尊重し、負担のないスケジュールで体位変換を行ってもらうのはやぶさかではありませんが、その気持ちに乗じて無理な介護をお願いするべきではありません。

　褥瘡がある患者では、ベッドから車いすへの移乗時や、寝たきりの方であればベッド上のある体位から次の体位への移動時、オムツ交換の際など、創部にあたらず、ずれや摩擦を起こさない動作介助が求められます。人手が少ないと、どうしても力任せで介助しがちになってしまいますが、ポジショニング手袋やスライディングシーツの使用も有効です。また、特に夜間の体位変換については、介護者の疲労も考慮して、自動体位変換機能も付属しているエアマットレスの導入なども含めて検討する余地があります。

　いずれの場合でも、人の自然な動きを参考に、動作および姿勢づくりのケアを、環境整備も含めて考え行っていく必要があります。

引用文献

1) 日本緩和医療学会　緩和医療ガイドライン作成委員会編：がん患者の呼吸器症状の緩和に関する
ガイドライン，p11，金原出版，2016.
2) 淀川キリスト教病院ホスピス編：緩和ケアマニュアル　ターミナルケアマニュアル　改訂第4版，
p2，2001.
3) 北原稔・白田千代子：実践訪問口腔ケア，上巻，p76〜207，クインテッセンス出版，1999.
4) 北原稔・白田千代子：実践訪問口腔ケア，下巻，p40〜69，122〜143，クインテッセンス出版，
2000.
5) 矢澤正人・白田千代子：北多摩西部保健医療圏　摂食・嚥下機能支援の手引き，p44〜58，東
京都多摩立川保健所，2010.
6) 川口陽子・白田千代子：口腔ケアマニュアル（歯科衛生士用），p2〜21，東京医科歯科大学，
2010.

参考文献

○　日本緩和医療学会・緩和医療ガイドライン作成委員会編：がん患者の呼吸器症状の緩和に関する
ガイドライン，金原出版，2016.
○　榊原千秋編：気持ちよく出す排便ケア，日本看護協会出版会，p33，2020.
○　結束貴臣ほか：末梢性オピオイド受容体拮抗薬の使い方，medicina，57（9），p1491-1496，
2020.
○　廣田彰男：リンパ浮腫の手技とケア（第1版），学習研究社，2012.
○　小畑達郎ほか：在宅医マニュアル（第1版），医歯薬出版，2013.
○　丸山道生編：癌と臨床栄養，第2版，日本医事新報社，2016.
○　Acreman,S.：Nutrition in palliative care, Br J Community Nurs.,Oct 14（10），p427-428，
p430-431，2009.
○　鷲澤尚宏編：がん患者の栄養療法と食事サポート，Nutrition Care，メディカ出版，2018.
○　池永昌之企画：緩和ケア　エンドオブライフにおける食のケアの可能性，臨床栄養第134巻第
6号，医歯薬出版，2019.
○　日本緩和医療学会編：専門家をめざす人のための緩和医療学ガイドライン　改定第2版　食欲
不振・悪液質症候群，p96〜102，南江堂，2019.
○　阿部俊子：改訂版病態関連図が書ける観察・アセスメントガイド，p68〜70，照林社，2011.
○　ナース専科，32（6），p44〜47，2012.
○　道又元裕：ケアの根拠，p71〜72，日本看護協会出版会，2008.
○　山内豊明：フィジカルアセスメントガイドブック，p110〜115，医学書院，2010.
○　日本褥瘡学会：在宅褥瘡予防・治療ガイドブック第3版，照林社，2015.
○　日本褥瘡学会・在宅ケア推進協会：床ずれケアナビ　全面改訂版　在宅・介護施設における褥瘡
対策実践ガイド，中央法規出版，2017.
○　田中マキ子：終末期の褥瘡・スキンケアのとらえ方・治療と基本的な予防策（総論），エンドオ
ブライフケア，vol.4 No.2，2020.
○　下元佳子：モーションエイド―姿勢・動作の援助理論と実践法―，中山書店，2015.

5 補完代替療法
──セラピストの働きかけ

1 はじめに

　訪問看護師から、「お腹の張り感を軽減するのに看護でできる方法はありますか？」「浮腫があって歩けなくなってそれがつらいって患者さんが話されています。何か対応方法はありませんか？」などと相談されることがあります。

　看護師が行うケアとして、特別の方法によらず、さすったり揉んだりするものから、専門的知識が必要なアロママッサージやリンパマッサージ、リフレクソロジーなど（**表1−18**）があげられます。終末期の患者に、苦痛症状の軽減、リラックスなどを目的として行われます。しかし、終末期の患者の場合、症状改善のために行うケアが脆弱な皮膚を刺

表1−18	**マッサージの種類と方法**
基本的なマッサージ	患者さんの皮膚に施術者が手を密着させて皮膚の上を大きなストロークを描きながら行うマッサージや、「軽擦法（手のひらや指先を使ってやさしくなでるようにさする方法）」や「圧迫法（特別のツボを圧迫する方法）」「揉捏法（手のひらや指先を使ってもみほぐし、筋肉まで刺激を与える方法）」「叩打法（手の側面や手のひらなどを軽くくぼませて、リズミカルに叩く方法）」などのマッサージ方法があります。
指圧・マッサージ	手や指で身体に刺激を与える東洋医学の手法の「気」の概念を基にしたマッサージ。
アロマセラピー / アロママッサージ	アロマセラピーとは、エッセンシャルオイル（精油）を用いて行うもので、その香りがリラクセーション効果につながります。芳香浴や吸入、内服、全身浴、部分浴、マッサージなどがあります。
リフレクソロジー	足の部位の反射区を押すことによって、対応した身体の部分に働きかける方法です。
リンパドレナージ	うっ滞するリンパ液の流れを改善するマッサージです。

激することによる皮膚トラブル、毛細血管の拡張に伴う浮腫の悪化、血栓を飛ばすリスクの増加、リンパ液流入による腹水や胸水の増強、呼吸困難や腹部膨満感など、苦痛の増強につながることもあります。そのため、ケアを提供した後の対応を考えておく必要があります。「じゃあ、何もしない」ということではなく、患者、家族と話をしながらお互いに負担にならないようなケアを行っていきます。家族や看護師たちにシンプルかつ短時間で安心して行える方法を伝えるようにしましょう。

　直接肌に触れるケアは大切です。前記のマッサージも「手」を使います。「手」で触れることで、患者の全身状態だけではなく、言葉にできない気持ちが伝わってきます。言葉にできない気持ちがケアする側とされる側の双方向でやりとりされる、そんな時間がとても大切です。そのケアを行うとき、たとえ1分でも「今はあなただけの時間」と思って触れることが大切です。その想いは何ものにも代えられないものです。

2 補完代替療法とは

　ここでは、さまざまな補完代替療法があるなかで、どこでも、道具がいらず、すぐに行えて費用もかからない「手」を使ったケアを中心に解説します。

　補完代替療法の定義は、研究者によって異なります。ここでは、補完代替療法は、現代西洋医学以外の各種療法の総称とし、一般的な自然療法や伝統的な医療を含めたさまざまな療法とします。

　米国国立補完代替療法センターNCCAM（National Center for Complementary and Alternative Medicine）では、5つの領域[1]もしくは分類を定義しています。

　①代替医療系（伝統中国医学、同種療法、自然療法など）

　②生物学的療法（マクロビオティック、植物療法、サプリメントなど）

　③用手・身体的療法（カイロプラクティック、マッサージ療法、整骨

療法など）

④エネルギー療法（セラピューティックタッチ、ヒーリングタッチ、霊気、気など）

⑤心身療法（リラクセーション、イメージ療法、音楽療法、祈り）

補完代替療法に対するニーズは高く、さまざまな情報が手に入る時代です。このようなことから、日本緩和医療学会では、「がんの補完代替療法クリニカル・エビデンス（2016年版）」[2]としてガイドラインを作成しました。このガイドラインでは、臨床研究論文から、補完代替療法が、がん患者の身体症状、精神症状に対する有効性の有無について客観的評価をしています。残念ながら、研究の数が少ないこともあり、エビデンスレベルが高いものはありませんが、臨床においては、効果を実感することもあります。更なる調査、研究が望まれます。

実際に訪問した際に、患者、家族がこれから何か行おうとしたり、すでに何かしらの補完代替療法を行って問題が起きたりしていることもあるかもしれません。もし、その相談が訪問時にあったときにどのように対応されていますか？　どのような補完代替療法を行っているのか聴いたことはありますか？　サプリメントから、○○療法、○○治療……などといろいろ話されるかもしれません。医療者が知らないものの方が多いと思います。患者、家族から聞いて、知らない補完代替療法であれば情報を収集してみることを伝え、その場で返事をしない、というのも一つです。患者や家族から相談を受けるときは、わからないことを伝えたうえで、医療者としては勧めることはできないことを告げますが、ご自身が「これだ」と思って信じたもの、金銭的に負担のないものを続けるようアドバイスします。

また、患者や家族が自分たちで補完代替療法をやってみたいという場合と、友人、知人など周囲から勧められる場合があります。相談を受けるケースには「友達からいろいろ勧められて断れなくて大変」「なんて伝えて断ろうかと考えることが一番の悩みです」というものが多くあり

ます。そのような相談があるときは、心配してくれていることへの感謝を伝えながら断わること、また、友人関係に力をそそぐより、今は自分の意思を大切にする時期であることを告げましょう。

3 手で行うケアの実際

　看護師が行うマッサージにはさまざまなものがあります（**表1−18**）。研修会に参加して、その所属する団体で資格取得ができるものもあります。ケアの方法によっては患者の病状の悪化につながる、あるいは患者の負担になる、ということもあります。**表1−18**には複数のマッサージを記載しましたが、どれもよいところや、患者には負担になりそうなこと、家族や訪問看護師に伝えるには難しいと思うことがあります。そのため、資格取得していなくても安心してできるケアとして、日々のケア

図1−10　**終末期の浮腫に対するケア**

【ポイント】
　呼吸を整えて、意識して「大切な人（ペットも含む）」を思い出しながら触れるようにします。
【手順】
1．これから行うケアについて、また、身体に触れることを伝え許可を得ます。
2．呼吸を整えて、「今、この患者の症状を楽にできればいいなぁ」「今の時間は患者のためだけの時間」と自分の心に言い聞かせます。決して「よくなれ」とケアの押し付けを心に言い聞かせるわけではありません。楽になってほしいと願いをこめます。
3．マッサージしようと思う部分をやさしく両手で包み込みます。決して体重は乗せないでください。あくまでもやさしく包み込むようにしてください（5秒程度）。
4．その手をゆっくり離します（包み込んだものをそっと見せるように丁寧に）。
5．少し手をずらして、また包み込みます（5秒程度）。4〜5を浮腫がある部分に繰り返し行います。

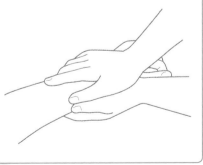

のなかで行っている手で触れるケアを「意識して行うこと」が大切であると考えます。

　清拭や入浴後にやさしく大きな円を描きながら保湿クリームを塗る、血圧を測るときに患者の手を包んであげたり、手のひらをもんであげたり、少しの時間でできることが患者の安楽につながり、家族、看護師にとっても長続きして安心してできるケアではないかと思います。

4 スキンケア（保湿）が大切

　病気の進行に伴い、皮膚が脆弱になります。また、浮腫が加わるととても皮膚が脆弱になります。特に終末期の浮腫は、複数の要因によることが多いため改善が難しいです。しかし、新たな傷をつくらないこと、感染を予防すること、心地よいという快の感覚を得てもらうことが重要になります。ごしごしこすったりすると皮脂などを過剰に除去してしまい、皮膚が損傷しやすい状態になります。また、マッサージ自体が苦痛になることもあります。アロマオイルなどに過敏な患者もいますので、保湿剤は低刺激のものを選ぶとよいと思います。クリームを塗ることがすでにマッサージになります。クリームを手のひらで温めてから塗布するとさらに心地よさが増し、お互いにリラックスできます。

　やさしく手で包み込むケアは、シンプルでどこでもできて、道具がいりません。人と人のつながりを感じ、その時間をともに過ごし、一緒に生きていることを実感できるのではないでしょうか。「手」をとおして、患者を大切に思っていること、感謝の気持ちをほんの少し意識して行うことが大切です。その気持ちはそばにいる家族にも伝わり、患者を中心によい時間が過ごせると思います。

　がんそのものの治療ができなくなっても、何らかの「治療」を行っていることが、患者、家族の希望を支える一つとなっています。その「希望」に寄り添うことが大切だと思います。

5 アロマセラピー / アロママッサージ

アロマセラピーの効果は、香りの心理的作用、精油の薬理作用、アロマセラピー・マッサージのタッチの効果の3つが複合的に影響している[3]といわれています。終末期患者の皮膚に使用する場合は特に注意が必要です。パッチテストを行い、使用方法を十分に守ったうえで、精油の薬理作用を踏まえて使用することになります。また、実際に使用する際には、精油の薬理作用も大切ですが、何よりも患者が好ましいと思う香りを用いる[4]ことが重要となります。

マッサージに用いるだけではなく、芳香浴として香りを楽しむことでリラックスして過ごせると思います。

6 鍼灸

がん患者に対する鍼灸治療は、海外のほうが臨床・研究ともに進んでいます。2006年イギリスのNational Institute for Health and Clinical Excellence（NICE）による「がん患者の鍼灸治療に対するガイドライン」[5]、アメリカのSociety of Integrative Oncology（SIO）が「がん患者への補完代替療法（鍼灸を含む）についてのガイドライン」[6]を報告しています。国内においても、がん性疼痛や抗がん剤の副作用による悪心、嘔吐、がんによる呼吸器困難、倦怠感などに対して症状緩和につながるという報告[7]があります。また、艾（もぐさ）を直接あるいは間接的に燃焼させて経穴（ツボ）に刺激を加えて病気の治療および予防を行う灸療法もありますが、研究報告があまりみられない現状があります[2]。しかし、緩和ケア分野に興味関心を持つ鍼灸士もいらっしゃいますので、これからの研究報告を待ちたいと思います。

引用文献

1) Health Information, What is Complementary and Alternative Medicine（CAM）:（http://nccam.nih.gov/）

2) 日本緩和医療学会・緩和医療ガイドライン作成委員会：がんの補完代替療法クリニカル・エビデンス，金原出版，2016.

3) 今西二郎・荒川唱子：アロマセラピー入門，日々の看護に生かすホリスティックアプローチ，日本看護協会出版社，2010.

4) 吉田聡子・佐伯由香：香りが自律神経に及ぼす影響，日本看護研究学会誌，23(4)：p11 ～ 17，2000.

5) Filshie, J., Hester, J., Guidelines for providing acupuncture treatment for cancer patients-a peer-reviewed sample policy document. Acupunct Med. 24(4)：172-82, 2006.

6) Deng, G.E., Frenkel, M., Cohen, L., Cassileth, B.R., Abrams, D.I., Capodice, J.L., et al.: Evidence-based clinical practice guidelines for integrative oncology：complementary therapies and botanicals. J Soc Integr Oncol. 200：7(3)：85-120, 2009.

7) 篠原昭二・原口勝ほか：緩和ケアと鍼灸，全日本鍼灸学会誌，65(1)，p2 ～ 17，2014.

参考文献

○ 厚生労働省 eJIM（https://www.ejim.ncgg.go.jp/public/index.html）

4 心理的・精神的支援

1 精神症状のケア

1 不眠

1 ■ 不眠の定義と原因

　睡眠は、生命や日々の生活の質を維持するために必要不可欠な生理機能です。そのため、質のよい睡眠をとることが望ましいですが、さまざまな要因によってそれが阻害されます。

　不眠には入眠障害・中途覚醒・早朝覚醒・熟眠障害の４つのタイプがあります（**表1−19**）。不眠症はこれらの睡眠障害が１か月以上続き、日中に倦怠感・意欲低下・集中力低下・食欲低下などの不調が出現する疾患です[1]。いくつかの不眠の状態が組み合わさっていることもあります。

　不眠の原因にもさまざまなものがあります（**表1−20**）。その状況を的確にアセスメントすることで、不眠の症状緩和を図ることが可能になります。うつやせん妄は睡眠障害を伴うことが多く、特にせん妄は睡眠薬の服用により悪化することもあるので、せん妄の治療を優先することが大切になります。

表1-19 **不眠の種類**

不眠のタイプ	入眠障害	なかなか寝つけない
	中途覚醒	夜中に何度も目が覚めてしまう
	早朝覚醒	朝早く目覚めて、まだ睡眠が足りないにもかかわらず眠れない
	熟眠障害	眠りが浅くて熟睡できない、寝た気がしない
継続期間	一過性不眠	数日間継続
	短期不眠	1～3週間の継続
	長期不眠	1か月以上

表1-20 **不眠の原因**

身体的	疼痛、呼吸困難、発熱、嘔気・嘔吐、頻尿、下痢、掻痒感、下肢の不随意運動（ミオクローヌス）
生理的	睡眠を妨げる刺激：光、騒音、室温、頻尿、服薬や体位変換などの医療や介護の処置 昼間の睡眠⇒　昼寝、日中の活動性（楽しみ）低下によるうたた寝、鎮痛薬等に伴う眠気、老化による変化
精神症状性	不安、うつ状態、せん妄、躁状態、認知症
心理的	ストレス、孤独感、不安、死の恐怖、悪夢 「眠っている間に死んでしまって、目を覚まさないのではないか」という不安
薬剤性	抗がん剤、ステロイド、利尿薬、交感神経刺激薬、カフェイン、睡眠薬の中止

2 ■ 不眠に対する治療

　不眠の治療には、不眠の原因除去、環境調整、薬物療法（**表1-21**）があります。睡眠障害のタイプに合わせて薬剤を処方します。がん末期の場合は、抗うつ薬、抗不安薬、抗精神病薬などを処方することも少なくありません。経口内服困難になった際は、投与経路変更を考慮しなければなりません。ジアゼパム（ダイアップ座薬）や、ブロマゼパム（セニラン座薬）に変更するとよいでしょう。

表1-21 **睡眠薬などの種類**

	作用時間	薬剤名（商品名）	半減期（hr）	有効な不眠症
催眠・鎮静薬	超短時間作用型	ゾルピデム酒石酸塩（マイスリー）	2	入眠障害
		トリアゾラム（ハルシオン）	2～4	
		ゾピクロン（アモバン）	4	
	短時間作用型	エチゾラム（デパス）	6	
		ブロチゾラム（レンドルミン）	7	
		リルマザホン塩酸塩水和物（リスミー）	10	
	中間作用型	フルニトラゼパム（サイレース）	24	中途覚醒早朝覚醒熟眠障害
		エスタゾラム（ユーロジン）	24	
		ニトラゼパム（ベンザリン）	28	
	長時間作用型	クアゼパム（ドラール）	36	
		フルラゼパム（ダルメート）	65	
メラトニン受容体アゴニスト		ラメルテオン（ロゼレム）	1～2	
オレキシン受容体拮抗薬		スボレキサント（ベルソムラ）	12.5	
		レンボキサント（デエビゴ）	50	
抗うつ薬		アミトリプチリン塩酸塩（トリプタノール）⇒催眠・鎮静効果が比較的強い抗うつ薬。自殺念慮・自殺企図のリスクが増加する報告があるため注意深く観察する		
抗不安薬		ロラゼパム（ワイパックス）⇒高齢者や肝疾患でも使用しやすいブロマゼパム（セニラン）⇒座薬もあるジアゼパム（セルシン・ダイアップ座薬）＊終末期で経口内服が困難な場合は、座薬が使用しやすい		
向精神薬		ハロペリドール（セレネース）⇒副作用である錐体外路症状に注意		

3 ■ 不眠のためのケア

1 睡眠に関するアセスメントのための観察ポイント

　病院や施設と違って在宅ケアにおいては、訪問看護師が夜間の睡眠状況を直接観察できるわけではないので、患者の訴えや介護者の情報から睡眠状況を把握し、アセスメントしていくことが必要です。

　睡眠は睡眠時間だけを基準にするのではなく、量と質のバランスに

よってその人個々に最適な睡眠が決まります。よって、疼痛同様に不眠もその人にしかわからない主観的な体験です。患者が眠れないと訴えていたとしても、家族からは「いびきをかいてよく寝ていた」と言われることもよくあり、患者の訴えと客観的な判断が一致しないことが多くみられます。だからこそ、患者の訴えを丁寧に聞き取り、さまざまな視点からアセスメントすることが必要です（**表1-22**）。

表1-22　睡眠に関するアセスメント項目

睡眠状況	入眠の状況：床に入る時間、寝つき、入眠する時間 睡眠状況：睡眠時間、眠りの深さ、熟眠感の程度、覚醒時間、覚醒時の状況、中途覚醒の有無 　　　　　覚醒理由、覚醒しているときの行動、覚醒後の再入眠までの時間 　　　　　日中の眠気の有無と程度
身体的側面	既往歴、現病歴、ADL、意識レベル 内服薬の種類と副作用：利尿薬、副腎皮質ホルモン、向精神薬、睡眠薬、オピオイド製剤など 身体症状の有無：疼痛、掻痒感、痺れ、発熱、灼熱感、悪寒、冷感、発汗、空腹感 　　　　　　　　呼吸器症状（呼吸困難感、咳嗽、痰、喘息発作など） 　　　　　　　　循環器症状（動悸、息切れ、胸部不快感、胸痛など） 　　　　　　　　消化器症状（嘔気、嘔吐、腹痛、腹部膨満感、下痢など） 　　　　　　　　泌尿器症状（頻尿、尿失禁など） 　　　　　　　　その他の症状：睡眠時無呼吸症候群（SAS）、甲状腺機能亢進症、むずむず脚症候群（レストレスレッグス症候群）
心理・精神的側面	心配、不安、孤独感、恐怖感、イライラ、緊張などの有無、幻覚の有無と程度 ストレスの有無と程度、家族や介護者などとの人間関係 認知症の有無と程度
環境的側面	室内環境：室温、湿度、換気、音、照明、悪臭など 寝具：マットや布団の硬さ、枕、掛け物、ベッドの高さ、寝衣、シーツや寝衣のしわ 　　　プライバシーの確保、環境の変化の有無、安心して眠れる環境の有無（照明や排泄など）
生活リズム・生活環境	生活パターン：1日の生活リズム（起床時間、就寝時間） 　　　　　　　1日の過ごし方、活動時間、活動量、活動内容 　　　　　　　食事や水分の摂取量と摂取時間帯 　　　　　　　嗜好品の摂取量と摂取時間帯：コーヒー、紅茶、緑茶、タバコなど

2 不眠に対する看護ケア

心身の症状緩和　不眠の原因となっている心身の症状を緩和します。身体的要因である疼痛であれば、疼痛の性質に応じた鎮痛薬の投与、同一体位による疼痛であればエアマットを、また呼吸困難感が原因の場合は頭側の挙上ができるよう電動ベッドの導入を検討します。掻痒感がある場合は、軟膏や内服薬を医師と検討したり、冷罨法などを行います。心理的要因に対しては積極的傾聴を行い、不安や心配事を受容・共感しながら患者とともに対策を考えます。

環境の整備　室内環境は、夏季は25〜26℃、冬季は15〜18℃に、湿度は50〜60％前後に調整します。照明は明るすぎない間接照明にし、夜間に転倒などのリスクがある場合は暗くしすぎないようにします。また安楽なポジショニングが取れるように、寝具などを工夫します。

入眠を促進させるための生活援助　心身の状態に応じて日中の活動を高めていくための工夫をします。起床時に朝日を浴びることができるように環境整備するのもよいでしょう。夕食は就寝の3時間前くらいまでに済ませます。カフェインを含む飲み物やアルコールは入眠前に摂らないようにします。ホットミルクは眠気を促進させる効果が期待できますので、入眠前に飲むのもよいでしょう。

　入浴や足浴は、ぬるま湯（38〜40℃）にゆっくり入り血行を促進します。入浴後等に体温が低下する時に眠気を催すので、入浴は就寝1時間前までには終わらせます。

　アロマオイル（ラベンダー、ローズ、カモミールなど）をたいたり、オイルマッサージなども効果的です。

　心地よい音楽を聴いたり、深呼吸などの呼吸法を用いて、副交感神経が優位になりリラックスできるようなケアを生活のなかに取り入れます。

薬剤の調整　生活環境を整備しても不眠が改善しない場合は、副作用を最小限にできるよう、不眠のタイプに応じた薬剤を医師に相談します。

睡眠薬を内服する場合は、夜間の転倒・転落防止策をあらかじめ講じておく必要があります。

　また副腎皮質ステロイド薬や中枢神経刺激薬など、睡眠に影響を及ぼす薬剤は夕方以降に内服しないように注意し、朝もしくは昼に内服するように調整します。

2 不安

1 ■ 不安とは

　不安とは「対象のない恐れであり、危険にさらされ自己の存在が脅かされたときに起こる情動」[2]で、「身体的存在と社会的存在に対する危険がある」[2]とされています。また、「恐怖とは明瞭な対象への恐れをいい、多くの場合、不安と恐怖が重複している」[2]ともいわれています。

　不安の原因にはさまざまなものが考えられます（**表1−23**）。

　不安になるとさまざまな症状が現れますが、身体的には動悸や頻脈、胸内苦悶、発汗、震えなど自律神経系の症状が出やすくなります。また精神的には、落ち着きのなさやイライラ感の増強、硬く沈んだ表情、会話の減少、じっとしていられない、1人でいるのが怖いなどの感情を抱きます。患者によっては不安な気持ちを表出しない場合もあるので、患

表1−23　**不安の原因**

状況に関連するもの
がんの診断、治療の経過や効果、再発、危機的状況
医学的な問題に関連するもの
疼痛、呼吸困難、倦怠感、嘔気・嘔吐、抗がん剤やオピオイドなどの薬剤
精神医学的なもの
抑うつ、せん妄、パニック障害、不安障害、恐怖症
実存的な不安
自律性の低下・喪失への不安、死の恐怖、罪悪感、過去への思いや後悔、未来への思い

者に寄り添い、気持ちをくみ取りながら注意深く観察していくことが大切になります。

2 ■ 不安の診断と治療

　疾患の経過とともに不安を抱くのは当然のことです。がんの場合、がんの診断・治療中・治療後・再発や進行・終末期といったがんの経過のなかで、さまざまな不安を抱きますが、それが過度になると適応障害やうつ病といった精神疾患を引き起こすことがあります。がんの診断や再発など、強い不安やストレスによって、生活上に支障（仕事や家事が手につかない、眠れないなど）をきたしている状態を適応障害といいます。

　不安の程度が通常範囲内のものなのか、病的なものなのかを判断し、必要であれば専門医につなげるなど適切に対処します（**表1-24**）。また、不安が病的不安に移行しないようケアすることが大切になります。

　治療には、精神療法と薬物療法（**表1-25**）があります。

3 ■ 不安のためのケア

不安状態のアセスメント　表情や言動、行動の変化、食事摂取状況、睡眠状況などを注意深く看て、不安による日常生活上の支障の有無や程度を観察します。

傾聴と原因の把握　患者の話を丁寧に聞き、何に対してどのような不安

表1-24	通常の不安と病的な不安を区別するポイント

- ・脅威の程度に対して、通常予測されるよりも著しく強い不安症状が出現している場合
- ・時間がたっても不安が軽減しない
- ・パニック発作など、強い症状が出現する場合
- ・誤った信念をもっている場合（すぐに死んでしまうなど）
- ・日常機能に支障を来たす場合

日本総合病院精神医学会がん対策委員会監, 小川朝生, 内富庸介編：精神腫瘍学クリニカルエッセンス, p67, 創造出版, 2012.

表1-25 **不安の治療**

精神療法	薬物療法　（抗不安薬）		
・支持的精神療法 ・心理的教育介入 ・危機介入 ・認知行動療法 ・行動療法 ・問題解決療法 ・自助グループ ・漸進的筋弛緩法		薬剤名	半減期 (hr)
	・短時間作用型　・中間作用型	アルプラゾラム（ソラナックス、コンスタン） エチゾラム（デパス） クロチアゼパム（リーゼ） ロラゼパム（ワイパックス）	10〜15 8〜16 12 11〜28
	・長時間作用型	クロナゼパム（リボトリール） ジアゼパム（セルシン）	18〜50 20〜70

を抱いているのかなどを把握します。全人的苦痛が複雑に重なっていることも少なくありません。身体的苦痛・精神的苦痛・社会的苦痛・スピリチュアルペインなど多角的な視点から患者の不安を受け止め、理解し、緩和していくための方策を考えていきます。また、不安やストレスに対して、今までの暮らしのなかでの対処法を聞きながら、患者の伴走者として一緒に考えていく姿勢は、患者にとって大きな支えになるでしょう。

身体的苦痛の緩和　疼痛や倦怠感など、苦痛な身体的症状を可能な限り緩和します。

日常生活の援助と環境整備　食事、排泄、睡眠、保清など生活上の支障があれば、支障の緩和を図ります。

気分転換　散歩やレクリエーションなどを組み入れ、気分転換を図ります。また、リラックスできる環境整備やケア（アロマセラピーやマッサージなど）も大切になります。

家族ケア　家族が大事な人とともに時間を過ごせるように配慮する、家族の労をねぎらうなど、家族の精神的支援も大切になります。

3 抑うつ

1 ■ 抑うつとは

　抑うつとは、憂うつで気分が落ち込み、悲しみや苦しみが続き、意欲や興味の低下などがみられる症状で（**表1−26**）、抑うつ気分ともいわれます。抑うつ気分が強い状態を抑うつ状態といい、軽度の抑うつ状態は適応障害、より重症のものはうつ病と診断（**表1−27**）されます。

2 ■ 抑うつのためのケア

　抑うつ状態にある患者へのケアは、前項の不安のためのケアに準じま

表1-26　**抑うつの症状**

項目	主な症状	訴えとして聞かれる言葉
気分や感情に関する症状	憂うつ　不安 悲しい　寂しい　孤独感	「気が滅入る」「気持ちが塞ぐ」「気持ちが晴れない」「そわそわする」
意欲や行動、思考に関する症状	意欲の低下 集中力や決断力の低下 興味や喜びの喪失	「億劫だ」「やる気がでない」「何もする気になれない」「興味がわかない」「考えがまとまらない・考えられない」
身体に関する症状	食欲不振　易疲労感　倦怠感　頭重感　不眠　体重減少	

表1-27　**うつ病の診断基準**

a	集中力と注意力の減退
b	自己評価と自信の低下
c	罪責感と無価値感
d	将来に対する希望のない悲観的な見方
e	自傷あるいは自殺の観念や行為
f	睡眠障害
g	食欲不振

融道夫他監訳：ICD-10 精神および行動の障害, p129, 医学書院, 2005.

す。それに付加する抑うつのためのケアは以下のとおりです。

①抑うつのアセスメント

・抑うつ気分の程度の日内変動

・会話の内容、表情、行動、服装や化粧、家のなかの状況

・食事摂取量（脱水の有無）、睡眠、保清、排泄、体重減少などの状況

・生活リズムの乱れ

・他者に対する怒りや不満など

②支持的介入

　抑うつ状態にある患者は、「もう頑張れない」「自分の辛さを誰もわかってくれない」「自分はもうダメだ」といった感情を抱いています。頑張れないことに辛さを感じているので、「頑張って」など安易に、また必要以上に励ますことをしてはなりません。患者が心の内を表出できるよう、「辛いのですね」や「今はそういうお気持ちなんですね」というように、患者のありのままを受け止めるかかわりが必要になります。また、辛い気持ちや無力感・弱さなどを抱くことは自然なことで、恥ずかしいことではないこと、人に話すことで落ち着くことなどを伝え、患者の気持ちに焦点をあてながら話を聴き、受け止めて支持していきます。傾聴するときは、患者の気持ちに寄り添い、思いをくみ取ろうとする看護師の姿勢が極めて大切になります。

　会話のなかで、「死にたい」など希死念慮を表出した際には、「死にたいと思うほど辛いお気持ちなんですね。もう少しお話ししていただけませんか？」と問いかけ傾聴することが大切です。「死にたい」などの患者の言葉を聞き流したり、話題を避けたりするようなことはせず、患者と真摯に向き合い、共感し受け止める姿勢が必要になります。状況に応じて、精神科医にコンサルテーションを依頼することも時には必要となります。

③薬物療法

　抑うつに使用される薬剤を**表1−28**にまとめました。便秘や口渇、排

表1-28　抑うつに対する薬剤

分類	薬剤名	副作用	備考
三環系抗うつ薬	アミトリプチン（トリプタノール） イミプラミン塩酸塩（トフラニール） ノルトリプチリン塩酸塩（ノリトレン） クロミプラミン塩酸塩（アナフラニール） アモキサピン（アモキサン®）	便秘 口渇 排尿障害 低血圧 不整脈	不眠や鎮痛補助薬として疼痛緩和にも使用される
四環系抗うつ薬	ミアンセリン塩酸塩（テトラミド） マプロチリン塩酸塩（ルジオミール）	便秘・口渇 排尿障害・低血圧	不眠にも使用される
SSRI	フルボキサミンマレイン酸塩（デプロメール・ルボックス） パロキセチン塩酸塩水和物（パキシル） 塩酸セルトラリン（ジェイゾロフト） エスシタロプラムシュウ酸塩（レクサプロ）	悪心 下痢など	不安にも使用される
SNRI	ミルナシプラン塩酸塩（トレドミン） ベンラファキシン塩酸塩徐放性カプセル（イフェクサーSR®カプセル）	悪心 高血圧	不眠や鎮痛補助薬として疼痛緩和にも使用される

尿障害などの副作用の出現に注意しながらケアを行う必要があります。

引用文献
1）厚生労働省ホームページ：生活習慣病予防のための健康情報サイト（http://www.e-healthnet.mhlw.go.jp/information/metabolic）
2）恒藤暁：最新緩和医療学，p180，最新医学社，2001.

参考文献
○ 平成24年度厚生労働科学研究・障害者対策総合研究事業「睡眠薬の適正使用及び減量・中止のための診療ガイドラインに関する研究班」及び日本睡眠学会・睡眠薬使用ガイドライン作成ワーキンググループ編：睡眠薬の適正な使用と休薬のための診療ガイドライン―出口を見据えた不眠医療マニュアル―，2013.
○ 武田文和監訳：トワイクロス先生のがん患者の症状マネジメント，p224，医学書院，2003.
○ 武田文和監訳：トワイクロス先生のがん患者の症状マネジメント，p206，医学書院，2003.
○ 田村恵子編：がんの症状緩和ベストナーシング，p171，学研，2010.

第1章　在宅緩和ケアの基礎知識

2 スピリチュアルケア

1 スピリチュアルケアの現状と担い手

　スピリチュアルケアは元々、キリスト教の聖職者による信徒の霊的ケアが、病院の入院患者へのケアに拡張されたものといわれています。スピリチュアルケアの専門職は、特定の宗教を背景にした名称をもつことがありますが、日本では宗教性とスピリチュアルケアを切り離す傾向があることが指摘されています。スピリチュアルケアの専門職[i]はまだ少なく、多くの看取りの現場では、他の職種が協働してその役割を担っています。近接領域と考えられる公認心理師・臨床心理士などの心理職がいる場合、ケアの中心となることもありますが、いずれの職種も在宅医療の現場にはほとんどいないのが現状です。

　専門職の有無にかかわらず、実際には、スピリチュアルな苦しみを話す相手を選ぶのは、患者や家族自身です。在宅での看取りでは、「この人に話したい」と思う相手として、訪問看護師が選ばれることが少なくないでしょう。

2 スピリチュアルケアの理論

　スピリチュアルケアに関する文献は数多くありますが、ここでは河[1]による実証的な研究を紹介します。河は緩和ケア病棟の入院患者11名にインタビューを行い、スピリチュアリティにかかわる苦痛について質的に分析しました（**図1−11**）。その結果、「自分のあるべき姿と現実との

---

i　専門職には，チャプレン，スピリチュアルケアワーカー，パストラルケアワーカー，ビハーラ僧などがあります．日本では，いくつかの団体が資格認定制度を持っていますが，名称独占資格ではないため，資格がなくても名乗ることができます．

図1-11 **スピリチュアリティにかかわる苦痛**

自分のあるべき姿と現実とのギャップによる苦痛	死への過程のイメージと現実とのギャップによる苦痛	他者との関係のあり方と現実とのギャップによる苦痛	死が間近であるということによる苦痛

ギャップの意識による苦痛

河正子：わが国緩和ケア病棟入院中の終末期がん患者のスピリチュアルペイン、死生学研究(5)，2005. を一部改変

ギャップによる苦痛」「死への過程のイメージと現実とのギャップによる苦痛」「他者との関係のあり方と現実とのギャップによる苦痛」という、3つの「現実とのギャップを意識することによる苦痛」が見いだされ、それ以外に「死が間近であるということによる苦痛」も抽出されました。そして、はじめの3つの苦痛は、まさに従来の看護がケアの対象としてきた苦痛であるのに対し、最後の「死が間近であるということによる苦痛」は、これまで看護のなかでケアが困難とされてきた苦痛であると位置づけています。

　一方で、これらの苦痛は、スピリチュアルな領域のみに属するものではないことも指摘しています。終末期における全人的苦痛を、身体的・心理的・社会的・スピリチュアルの4つの側面からとらえる視点が一般的になっていますが、調査によって見いだされた苦痛は、他の領域と相互に影響したり、他の領域の苦痛として表出されたりすることがあると考察されています。スピリチュアルケアを他の領域から区別して大上段に構えるよりも、従来の看護実践のなかに既にあるスピリチュアルな要素を明確に意識し、それに加えて「死が間近であるということによる苦痛」に寄り添っていくことが、看護の専門性を活かしたスピリチュアルケアの一つのあり方と言えるかもしれません。また、スピリチュアルな苦痛は複数の領域にまたがるものであることから、他職種との連携や協働が有効であると思われます。

3 アセスメント

　アセスメントは、患者の多様な苦痛をより深く理解し、ケアの方向性を検討するための重要な手がかりです。各自が自覚的・無自覚的に行っているアセスメントをチーム内の共通言語を用いて見える化することで、よりよいケアプランを作成し協働することが可能になります。導入しやすい方法として、スピリチュアルペインを評価する尺度や、スピリチュアルケアのためのサマリーシートなど、既存のツールを活用することもできます[ii]。また、既存のツールを参考にしたり、チームで試行錯誤したりしながら、現場の状況にあった方法を構築することもできると思います。

4 スピリチュアルケアの実践例

1 ■ ディグニティ・セラピー

　ここでは、Chochinov（2005）[2]らによって開発されたディグニティ・セラピーをご紹介したいと思います。元々は、終末期の患者の尊厳を維持することを目的として開発された精神療法で、海外では既に効果の検証が進められています。日本でも2006年から実施が始まり、事例を参照することもできます[iii]。また、ディグニティ・セラピーを用いた看護師のためのスピリチュアルケアモデルを開発する研究が始まっており、今後の成果が期待されます[3]。

　基本的な手順は以下のとおりです。

①面接者が患者に質問文を手渡し、数日かけて考えてもらう。

②数日後、質問文を柔軟に使いながら話を聴き、それを録音する。

---

ii　緩和ケア臨床・研究・教育ツールを参照（http://plaza.umin.ac.jp/~pcpkg/）.

iii　たとえば，愛知県がんセンター中央病院サイト内のページを参照.
　　（http://www.pref.aichi.jp/cancer-center/hosp/15anti_cancer/dignity-therapy.html）.

③面接者が、逐語録を作成し、文書にまとめる。

④患者の前で文書を読み上げ、内容を確認、修正する。

⑤完成した文書を、患者に手渡すか郵送する。

　こうして作成されたものは「生成継承性文書」と呼ばれ、患者は自分が選んだ相手にこの文書を渡します。

　患者の許可がある場合には、チームのなかで文書を共有することで、よりよいケアにつながる可能性もあります。さらに、文書を受け取る家族などと患者の関係の改善や、遺された人のグリーフケアにつながることも期待されます。

　ディグニティ・セラピーには、「比較的短期間で実施できる」「患者と一緒に取り組める」「特別な訓練や資格がなくても実施できる」という特長があり、初めてでも比較的取り組みやすい方法です。とはいえ、実際に活用する際にはマニュアル的に進めるのではなく、その人のおかれた状況や思いに合わせ、意向や反応を確かめながら実施するとよいでしょう。また、患者が質問文のテーマから離れていく場合、援助者は患者の表現に寄り添っていくのがよいと思います。Chochinov自身も、患者にあわせて質問文を改訂するだけでなく、絵画など多様な表現を尊重すべきと考えているようです。

2 ■ 傾聴と共感

　アセスメントのツールやセラピーの技法は便利で効果的なものですが、人間の多様なスピリチュアリティに対して一定の枠組みを当てはめるという側面があり、すべてをすくい取ることはできません。どれだけ素晴らしいツールや技法が開発されても、傾聴こそがケアの基盤となります。

　相手の話を否定せず共感的に聴き、評価や意見を挟まないことが傾聴の基本であり、反復が中心的な技法となります。ただし、終末期の患者とのかかわりでは、生身の人間同士の関係性が求められ、自己開示を含

ディグニティ・セラピーの質問文

1. あなたの人生について教えてください。特に、あなたが一番よく憶えていること、最も大切だと考えていることは、どんなことでしょうか？ あなたが一番いきいきしていたのは、いつ頃ですか？
2. あなた自身について家族に知っておいてほしいことや、家族に憶えておいてほしいことが、何か特別にありますか？
3. 人生において果たしてきた役割（家族としての役割、職業上の役割、地域の中での役割など）のうち、最も大切なものは何でしょうか？ それがあなたにとって重要なのは、どうしてでしょうか？ その役割において、どんなことを成し遂げましたか？
4. あなたにとって最も重要な達成は、何でしょうか？ 何に一番誇りを感じていますか？
5. 愛する人たちに、もっと言っておかねばと思うことや、もう一度言っておきたいことはありますか？
6. 愛する人たちに対するあなたの希望や夢は、どんなことでしょうか？
7. あなたが自分の人生から学んできたことで、他の人たちに伝えておきたいことは、どんなことですか？ どんなアドバイスや導きの言葉を（息子、娘、夫、妻、両親、その他の人たちに）伝えておきたいですか？
8. 将来、家族の役に立つように、与えておきたい言葉や指示などはありますか？
9. この永久記録をつくるにあたり、他に付け加えたいことはありますか？

む積極技法を組み込むことが必要だとする見解もあるようです。いずれにしても正解のある事柄ではありませんが、かかわりを選択する際に、それが患者の必要とするものか、援助者自身の援助欲求を満たすためのものか、という視点をもち、決めつけずに迷い続けることが、ケアの改善につながるかもしれません。

5 スピリチュアルケアにおける継承と共有

　終末期の患者やその家族とかかわることは、訪問看護師にとってやりがいのある仕事である一方、ときに大きな負担にもなります。スピリチュアルケアというと、何か大変なことのように感じてしまうこともあるかもしれません。しかし、敢えてシンプルに言えば、患者にとって大切なものを生き残る者が受け取ること、継承することが、スピリチュアルケアの原則です。そう考えるなら、私たちが患者から負担や辛さを受け取るよりも、大切なものを共有する喜びを受け取る方が、患者に対するケアにもつながるのではないでしょうか。

　それでも、受け取った大切な何かが自分にとって重すぎるということもあるかもしれません。そういうときは、同僚やチームなどの信頼できる人と共有することが大切です。苦痛も喜びも1人で抱え込まず周囲の人と分け持つことが、いずれ看取られる側になる私たち自身へのケアにもなると思います。

引用文献
1）河正子：わが国緩和ケア病棟入院中の終末期がん患者のスピリチュアルペイン．死生学研究（5），p48〜82，東京大学，2005.
2）Chochinov, H. M., Hack, T., Hassard, T., Kristjanson. L. J., McClement, S., Harlos, M.（2005）Dignity therapy：a novel psychotherapeutic intervention for patients near the end of life. Journal of clinical oncology, 23（24），p5520〜5525.
3）2013年度科学研究費　研究課題番号：25670923，研究代表者：志田久美子，「ディグニティセラピーを用いた看護師のためのスピリチュアルケアモデルの開発」．

5 臨死期のケアと看取り

1 死のプロセス

　人は誰しも、生まれたら必ず亡くなります。そこには長い人生もあれば短い人生もあるかもしれません。そして困難だったり、順風満帆な人生だったりするかもしれません。人はさまざまであり、人生の幕の閉じ方も人それぞれです。しかし人生の終焉において、どのように過ごしたかによって、本人が示した生きざまや、遺される家族の後悔の念も変わってきます。看護師は、患者が安らかな死を迎えられ、家族が死の準備ができ、遺される家族にとって悔いが残らないようなケアが提供できるように整えていく、そのような最高の支援者であることが求められます。そのためには、家族が患者の死をどの程度「理解しているか」「納得しているか」「受けとめているか」を確認しておくこと、訪問看護において死の時期・兆候を予測できていること、死にゆく人の身体と心にどのような変化をもたらすのかを家族も知っておくこと、さらに臨死期にどのような対応をしたらよいのかを理解しておくことが大切になります。

1 死に対する家族の理解はどこにあるのか

　在宅で看取ることを覚悟していても、その時が間近に迫り、「死」を

突きつけられたことに対して動揺する家族は少なくありません。なかには、「苦しみながら死ぬのではないか？」と不安を訴える方や、「いやいや、まだ大丈夫」と望みをもっている家族もあり、受けとめ方はさまざまです。看護師は患者の状態と家族の様子をきちんと把握し、家族は死が近いことを「知らされているか」ではなく、「理解しているか」「納得しているか」「受けとめているか」という点に注意して確認することが重要です。よくあるのは、医師や看護師から「死が近い」と伝えていても、家族にとっては「知らされているだけ」であって、「理解して受けとめている」という状態ではないことがあります。この家族の受けとめ方の違いをキャッチできなければ、「そんなこと聞いてなかった」「こんなはずではなかった」と、最終的に後悔の念が残ります。家族が悔いのない看取りをしていくためには、家族の受けとめ方はどこにあるのかを明確にしていくことが大切です。

　もしも家族は死を予測できていなかったり理解できていなかったりした場合は、死が間近に迫っていること、もうすぐ大切な人が「死ぬ」ということを家族に言葉で説明し、理解してもらうことが必要です。その説明は主治医から行ってもらいますが、看護師はその際に、主治医が家族へ的確に説明できるように話し合いの機会、場を設け、在宅でこのまま看取ることでよいのかどうかを、ともに確認していきます。

　また、主治医からの説明とは別に、看護師の視点から家族と話し合う機会を設け、パンフレットなどを用いながら、死についての教育・説明をする必要があります。理由は、変わりゆく病状に対応しながらも今後どのような生活を送りたいと思っているか確認するためや、家族にとってやり残しのない納得のいく看取りのケアをできるようにするためです。

　話の内容としては、本人・家族の意思の確認、家族ができることは何か、看取りに必要な準備、臨死期に予測される身体的変化などです。特に、死に近づいていくと、家族は不安になり、本当にこれでよいのかと

心が常に揺れ動くため、本人・家族の意思の確認は、さまざまな形で何度でも行うことが必要です。

2 臨死期の変化

1 ■ 死の1か月前頃から起こること

　死の1か月前頃から、血圧や脈拍、呼吸、体温などが不安定になってきます。私たちの身体は恒常性（ホメオスタシス）を保とうとしていますが、臨死期になると恒常性を保つための力が残されていません。しだいに身体のバランスが崩れ、血圧や心拍数、呼吸数、体温などが不安定になり、これといった原因がなくとも血圧や心拍数の振り幅が大きくなります。それにより、血圧が急に下がったりするために冷や汗をかいているかのようになり、肌を触ると冷たく湿潤があります。手足の血色も悪くなり、足先や手先もとても冷たくなってきます。そのため、パルスオキシメーターでの血中酸素飽和度の測定が困難になってくることもあります。

　痰が増えゴロゴロと音がし始めます。痰が口からあふれるほどの場合や、自分で喀出が困難な場合は、必要最低限の吸引が必要になってきます。この時期が吸引器の準備をし始めるターニングポイントになります。点滴を入れている場合は、1日のトータル水分量を500ml以下にしぼっていくことを主治医と検討していくことも必要です。

　この頃になると、1日のほとんどを眠って過ごすようになってきます。夢なのか現実なのかわからない不思議な幻覚を見たりします。「亡くなっているはずの親が川のむこうで手を振っていた」「電車に乗らなきゃ」などと、実在していない人に会ったり、知らない場所に行ったりしたことを現実に起こったかのように話してくれます。この時は、話を否定せずに、本人のいる世界を認めながら聞くことが大切です。

2 ■ 死の数週間から数日前に起こること

　バイタルサインが不安定で傾眠がちだった状態から、急にあるとき体調がよくなる時があります。「好きだったお寿司を食べたい」と言って、とてもたくさん食べることができたりします。しかしこの状態は長くは続かないため、会いたい人や会うべき人に会っておくこと、食べたいものを食べるには、最後の機会になります。この機会は二度と訪れることはない最後のチャンスです。最期のお別れをする時間になるので、逃さずにキャッチすることが大切です。

　数日体調がよかったあとは、血圧や脈拍、呼吸などがさらに不安定になってきます。特に呼吸のリズムが乱れてくるため、そばで看ている家族にとってはとても苦しそうに見え、心配になって慌てて救急車を呼んでしまうことがあります。そのような場合、救急車で運ばれる先は今までかかったことのない馴染みのない病院に搬送されることも多く、在宅で看取ると決めていたにもかかわらず、二度と自宅に帰ってくることはできずにそのまま病院で息を引き取ることになってしまうこともあります。家族としては、呼吸のリズムが不規則になるととても苦しそうに見え、そばで見ていることがつらくなってきます。しかしこの状態は、死が間近に迫っている人の自然な経過であり、そばで見ている人が思うほど本人は苦しくはないことを伝えることが必要です。

3 ■ 死の24時間前頃から起こること

　24時間以内の死が予測される兆候は、以下のような状態であり、家族にも理解しやすいように説明をします。

1 血圧が低下する（測定不可能）

　血圧が下がり、聴診ではなく触診でしか測れなくなります。そのうちに血圧測定をすること自体が不可能になります。下肢挙上などする必要はなく、患者が呼吸しやすい安楽な体位を保持することを優先します。

2 脈拍の緊張が弱くなる

　リズムが不規則になり、脈拍の緊張が弱くなってきます。そして脈拍は末梢からだんだんと触れなくなってくることを家族に説明します。家族も脈をとることができ、だんだんと触れなくなっていく脈を実感し、死に至っている様相を自然のこととして受けとめていくことができます。

3 手足が冷たく、色が変わってくる

　死が近づいてくると、心臓の機能が弱り、ポンプとして血液を全身の隅々まで送ることが難しくなります。手足の先まで血液が十分に行きわたらなくなり、手足の先が冷えて、皮膚や爪の色が青紫色（チアノーゼ）になってきます。このようなとき、手足を少しでも温められるようにさすってあげたり、ぬるま湯で湿らせたタオルなどで拭いてあげることも家族ができることです。

4 尿量が極端に少なかったり、排尿がなくなる

　亡くなるまで24時間を切ると、極端に尿が出なくなります。膀胱留置カテーテルを使用し導尿バッグをつけている場合は、たまっている量をみればわかりますし、オムツやパッドを使用している場合は、オムツをチェックする際にわかります。通常2～3時間おきにオムツをチェックしていた場合、5～6回と濡れていない状態が続くと、亡くなるまでの時間はそれほど長くは残されていないと考えてよいです。

5 呼吸状態が変化する（チェーンストークス呼吸・肩呼吸・下顎呼吸など）

　死の直前には、呼吸状態が変化することがよくあります。その状態を家族は「苦しいのではないか」と思いがちです。この時期の呼吸の変化は自然の変化であり、苦しいわけではないということを伝え、ともに見守っていきます。

　下顎呼吸が出現したら、死が訪れるのは数時間以内であることが多いので、そのことを家族に説明します。覚悟ができている家族であって

も、いよいよ息を引き取るという時には何をしていいのかわからず、う
ろたえてしまうことが多いです。「手を握っていましょう」「声をかけて
あげましょう」「そばにいてあげましょう」などと声掛けをし、本人の
そばでともに過ごすことを勧めます。

> ・**チェーンストークス呼吸**　大きく呼吸をした後、10秒から30秒ほ
> ど呼吸が止まり、その後、また呼吸するというリズムを繰り返す
> ・**肩呼吸**　息をするたびに肩を動かし、肩で呼吸をしている様子
> ・**下顎呼吸**　顎を上下させるような呼吸で、魚のようにパクパクと
> 動かしたような呼吸

6 傾眠傾向で呼びかけても反応がない

　死が近くなると傾眠傾向になり、目をつぶってウトウトとしているこ
とが多くなります。今までは、名前を呼ぶと目を開けるなど反応があっ
ても、死の直前は開眼することもなくなります。まるで意識がないよう
に見えますが、息を引き取る最期まで音や声は最期まで聞こえていると
言われています。可能な限り最期まで声をかけてあげるよう家族に伝え
ていくことが大切です。

2 看取りに向けたケア

　看取りに向けたケアでは、徐々に進行し病状や症状などが悪化していくなかでも、少しでも苦痛や不快感、不安感を減らし、それと同時に少しでも心地よさ、安楽、安心感が提供できるようにさまざまな工夫や配慮を行うことで、患者や家族が1日1日を大切に過ごしていけるように支援することがポイントになります。かかわるタイミングを見計らい、医療者がそばにいないときでも安心して対応できるようにしておくことが大切です。

　臨死期が近くなってきたら、患者が苦痛となる処置などは最小限にします。臨死期が近くなり、日々変化する患者の状態に合わせて柔軟に適切に対応していくには、食事や排泄、清潔ケアなどについても訪問回数を増やしたり、チーム内での情報交換をより迅速に行い、常に病状の変化や経過を共有しておくことが大切になります。

1 食事・内服

　食欲の低下は、症状が進み、死に向かって体力やさまざまな身体機能が低下していくなかでの自然な経過です。「食べないから体が弱る」のではなく、「弱ってきているから食べられない」「食べたい気持ちにならない」ということを、本人や家族にわかりやすく伝えることが必要になります。

　臨死期に近い時期の飲食は、基本的には「好きなものを、好きなときに、好きなだけ」でよく、栄養バランスやカロリーを考えるよりも、「食」として、味わう楽しみ、食感、匂い、見た目を楽しむなどに重点をおくように切り替えていきます。この時期は、カステラやアイスクリーム、プリンやゼリー、ヨーグルト、果物や氷などが好まれることが

あります。そうめんなどの麺類や餅も、誤嚥に気をつければ、栄養価が高く消化吸収もよいので、家族に提案すると喜ばれます。具体的に食材や食べ方の工夫などを提案したり一緒に考えることで、家族も変化を受け入れながらうまく対応ができるようになります。

内服薬が飲めなくなってきた場合、症状緩和に必要な薬剤の投与方法については、主治医、薬剤師と相談・調整し、薬剤や投与方法の変更、中止の時期などを早くから検討しておく必要があります。

食事が摂れなくなると、口腔内や口唇は乾燥しやすく汚れやすくなるため、口腔ケアは丁寧に行います。口腔内が湿潤した状態は、会話や呼吸を助けることにもなります。

また、食欲低下をめぐっては、「少しでも食べさせたい、食べてほしい」と思う家族と「食べたくても食べられない」本人との間で葛藤を生じることがあります。家族の思いを十分に傾聴しつつ、本人のペースに添うほうが安楽につながることを根気よく丁寧に伝えていくこと、ほかに家族が本人のためにできることを一緒に考えていくことなどが大切になります。

2 排泄・清潔ケア・環境整備

ADLの変化に合わせて、ケアマネジャーや介護職とも連携し、入浴介助、清拭、部分浴、訪問入浴の導入など清潔ケアの方法を工夫します。また排泄の方法については、「できるだけトイレに行きたい」「おむつはできるだけ使いたくない」など、患者の排泄に対する価値観を考慮し、トイレ歩行の工夫、ポータブルトイレの設置、おむつ交換の方法、排泄介助のタイミング、家族への指導などを行います。排便コントロールなども、食事量や活動性の低下を踏まえて、方法や回数などを調整する必要があります。

また立ち上がりや安楽な姿勢の保持、褥瘡予防のため、ベッド柵の工

夫やエアマットの導入なども随時検討していきます。

3 コミュニケーション

　傾眠になりコミュニケーションが取りにくくなってからも、患者の尊厳を守り、これまでと同様に声掛けを行ったり、丁寧にかかわるようにします。また患者が言葉で他者に意思を伝えにくくなるため、表情や様子、家族や介護者の気づきなどから、丁寧にアセスメントを行うことが必要です。声をかけるときは、ゆっくりとはっきりした声で、安心感を与えられるように配慮します。

　コミュニケーションの取りにくさやスピリチュアルなニーズに対して、家族やかかわる医療者、介護者のコミュニケーションの取り方を工夫していくことがとても大切になります。生きる希望を持ち続けていることも多く、それを否定せず受け入れ思いを支えていくことが大切になります。患者の楽しみや希望を支えるうえで、例えば、車椅子に座って少しでも庭を眺めてみたり、外出を試みるなど、看取りが近くなっても患者が心地よく感じること、家族との時間を楽しんだり、少しでも継続して取り組みたいことは行っていけるように支援します。そのためにはケアマネジャーや介護職など他職種と連携・協働し、そのような時間がもてるように調整していきます。

4 せん妄・傾眠

　終末期のせん妄は、患者の70〜90％くらいに出現するといわれています。病状の進行や身体的な負担、使用している薬剤などにより脳の活動が阻害され、意識障害が起きた状態です。会話や行動につじつまが合わず、夜間に大声を出したり、いつもと違う様相をみせるため、家族は驚き、戸惑うことも少なくありません。せん妄が始まると、その後うとう

ととした傾眠の状態になっていきます。

せん妄へのケアは、まず事前に家族にこのような症状が多くの患者に起こる可能性があること、その際にはあまり言動を否定せず、時間を伝えたり、飲水を促すなど現実的な話に自然に切り替えたりすればよいこと、必要に応じて薬剤を使うことで症状を緩和できることを伝えておきます。また、けがや誤嚥を起こさないように環境を整えます。できるだけ患者も家族も夜間は睡眠がとれるように、薬剤の使い方などを主治医と事前に相談しておきます。

傾眠がちになると、家族は「そばで何をしていいかわからない」「話ができないことがつらい」「何もしてあげることがない」など、家族は何もすることができないという無力感を感じています。普段通りに声をかけたり、静かに足をマッサージしたり、ただ部屋の中で家族みんなで話している声が聞こえるだけで患者は安心していることを家族に伝えていくことが大切です。また、物理的に何かをすることが大事なのではなく、同じ空間に「ただいる」「存在している」、それだけで、本人にとっては十分なことであり、安心感を得ているものです。

5 死前喘鳴のケア

側臥位にしたり、ベッドの頭部をやや挙上し、頸部を伸展させ、顔を横に向け、肩枕を入れるなど、できる範囲で気道確保の状態を保てるようにすると、喘鳴が和らぐことが多くあります。

喘鳴は家族にとっては、「痰が絡んでゴロゴロして本人はつらいのではないか」「本人は苦しがっているのではないか」と感じていることが往々にしてあります。喘鳴は線毛運動が弱まって、たまった粘液がゴロゴロしているだけなので、家族にとっては苦しそうに見えますが、本人はあまり苦痛を感じていないことや、吸引をしても逆に刺激となり軽減しないことが多く、また吸引そのものが苦痛を与える処置になりやすい

ことなどを十分に説明しておきます。また、点滴により痰の材料となる水分が体内に入り、痰が増えてしまいます。水分補給については主治医と相談することが必要です。

必要時、スコポラミン臭化水素酸塩（ハイスコ）、ブチルスコポラミン臭化物（ブスコパン）などの使用も主治医と検討します。

6 点滴について

終末期の輸液については、患者にとって浮腫や腹水、胸水を増強させ苦痛をさらに強くする要因にもなる場合があるため、慎重に検討する必要があります。

家族には、食事が食べられなくなったからといって点滴では栄養を補えないこと、入れたとしても身体がそれをうまく吸収できない状態になっていること、むしろ点滴やその処置が患者の苦痛になる場合があることを、家族の心情に十分配慮しながら伝え、どうすれば患者がより安楽に過ごせるかを主治医とも相談しながら検討することが大切です。

7 鎮静について

終末期になると痛みや倦怠感、呼吸困難感など、薬物療法や安楽のケアでは症状緩和が難しく、症状が継続・増強することがあります。その際は患者や家族、医療チーム内で十分に検討したうえで、間欠的または持続的な鎮静を行う場合があります。鎮静は安易に行うものではなく、ガイドラインや緩和ケアに習熟した医師や看護師の助言などをもとに倫理的な調整を行うことが必要です。訪問看護師は、患者や家族の状況や思いなどを丁寧にアセスメントし、チーム内で情報共有し、適切に話し合いが行えるように支援します。

8 最期の息を引き取る瞬間を看ていなくてもいいということ

　最期の息を引き取る瞬間を、必ずしも看ていなくてもよいことも伝えておく必要があります。時折、みんなで息を引き取る瞬間を看取ってあげようと側で見守っていても、トイレに行っていた時、うたた寝をしていた時、コーヒーを入れようとちょっとそばを離れた時など、気がつかないうちに呼吸が止まっていることがあります。そのような時は、それまで十分にそばに寄り添ってきたということ、誰も気づかないほど楽に穏やかに旅立つことができたのではないかということを家族には伝えていきましょう。また、最期の時間は、本人と家族のためにある大切な時間です。旅立ちの時には、あわてて医師に連絡をする必要はなく、家族で十分にお別れをしてから連絡をすることでもよいことを伝えておきます。

3 看取り後のケア

1 エンゼルケア

　エンゼルケアを行う主な目的は、患者の外観を整えることで死亡しても１人の人間としての尊厳を保ち、大切な人を看取った家族や介護者の悲嘆に配慮することです。死に顔や身なりを整えることで、家族や知人が故人とのお別れの時間をより大切に過ごすことができ、それが看取り直後の心のケアにもつながります。

　エンゼルケアは医療保険外になるため、それぞれの訪問看護ステーションによって金額は異なりますが、基本的には実費になるため、事前に家族にもエンゼルケアを行うかどうかの確認をしておく必要があります。なかには、簡単に身なりを整える程度で、その後は葬儀業者に任せる場合もあります。

　エンゼルケアを希望された場合、着替えをどのようにするか、何か風習などがあるかどうかを尋ねておきます。葬儀業者によっては特別な服装を嫌がるところもあるため、葬儀業者と話し合うことも必要となります。そのような場合は、できるだけ本人と家族の願いが叶うように、葬儀業者に掛け合う役割を担うことが求められることもあります。

　エンゼルケアは家族にとって処置ではなく、お別れのプロセスの一つです。故人、または一緒にケアをする家族への声掛けをし、家族の希望を聞きながら、生前の面影を失わないよう、美しく整えることが重要です。褥瘡や傷の処置がある場合は、生前同様のケア（例：褥瘡でドレッシング材を使用していた場合は貼付するなど）を行い、カテーテルなどを使用していた場合は、きちんと全部抜くことを忘れないようにします。入れ歯を使用していた人の場合は、入れるかどうか家族に確認をします。

家族によっては、看取りに向けた準備に向き合えない場合もあり、その際には無理をせず、看取った後にでも確認や変更が可能であることを伝えておくとよいです。

　火葬場によりますが、ペースメーカーが入っている場合、火葬の際に機器が爆発する可能性がありますので、死亡後に除去が必要かどうかを担当医や家族に確認しておきます。

　在宅での看取りの場合、医師の死亡確認がすぐに行えないこともあるため、エンゼルケアをどこまでどのように行ったらよいかを、主治医とも確認しておく必要があります（例：酸素やチューブ類を除去し、簡単に身なりを整えておいてよい。清拭を含め、ご家族の希望にそってエンゼルケアを行っておいてもよい、など）。

2 死亡にまつわる諸手続き

　死亡後にはしなければならないことがたくさんあります。すでに家族が準備している場合もありますが、確認も含めて説明をしておく必要があります。

1 ■ 死亡確認の意味

　医師が死亡診断するまでは、死亡しているとは認められません。息をしていなくても、医師が死亡確認するまでは死亡していない状態と考えなければならず、必ず医師が死亡確認することが必要とされています。先に訪問看護師が到着した場合や主治医の到着が遅れる場合は、主治医と連絡を取って相談し、あらかじめ確認ができている場合に限って、死亡確認前にエンゼルケアをすることもあります。原則は死亡確認後です。死亡確認前でも遺体にさわることはできますが、その場から動かすことはできません。

2 ■ 死亡診断書

　死亡診断書とは、死亡の原因が診療にかかわる傷病と関連している場合に医師が発行するものです。人間の死亡を医学的・法律的に証明するものであり、死亡診断書がなければ、火葬も埋葬もできません。

　死亡診断書を発行してもらうには、２つの方法があります。①医師に自宅に来てもらい、死亡を確認してもらう、②救急車でかかりつけの医療機関に搬送して死亡確認をしてもらうです。しかし、②の場合、死亡してから時間がたっている場合や、明らかに死亡していると推察される場合は、救急車では搬送してくれません。その場合は警察に連絡し検死となります。つまり、自宅での看取り、死を望むのであれば、あらかじめ主治医を往診医と決め、定期的に往診をしてもらっておく必要があります。

3 ■ 役所への届け出について

　「死亡診断書」を持参し、役所に「死亡届」を提出する必要があります。これは火葬許可証を発行してもらうためで、死亡診断書がなければ火葬・埋葬はすることができません。

　生活保護を受けている場合は、役所の担当に連絡をすることを忘れないように伝えます。介護保険サービスを受けている場合も、まずは担当のケアマネジャーに連絡をし、後日に市区町村に手続きをしに行く必要があります。

4 ■ 葬儀の準備について

　葬儀を執り行うのは、葬儀業者・お寺・教会・互助会など、多様です。一方で、葬儀を行わない場合もあります。葬儀業者の役割としてはさまざまですが一般的に、通夜・葬儀のプランニングと準備、寺院などの紹介、公的手続きの代行、遺体の整え（近年ではエンバーミングを取り入れている業者も増えてきている）などです。

6 家族支援

1 家族ケア

1 家族へのケア

　この時期の家族へのケアのポイントは、家族の不安や希望に丁寧に寄り添うこと、少し先を見越して、これからの変化やそれらに対応するための準備、心構えについてタイミングをみて事前に伝えておくことです。ほとんどの場合、訪問看護がかかわる時間よりも、家族や介護者が看ている時間の方が長くなります。患者にさまざまな状況の変化があると、不安が増したり、慌ててしまって適切に対処できないこともあるので、ある程度の予測を持ち、対応するための方法を事前に伝えておくことで家族の安心感にもつながります。

①患者の状況を理解できるように、情報提供をします。その際、こちらから一方的に説明するのではなく、最近気になっている様子や家族が感じている状況の変化を聞き取り、家族の理解状況や心理状況をアセスメントしたうえで、より現状の理解が深まるように話していきます。

②家族ができるだけケアに参加できるように促します。看取りが近くなると、不安や怖さから患者と距離をとってしまうこともあります。この時期だからこそ、患者の好みや価値観などを知っている家族にかかわってほしいこと、協力しながら進めていきたいことなどを伝え、一

緒に具体的なケア方法の工夫を相談していくとよいでしょう。

③予期悲嘆へのケア：悲しみの気持ちを表出してもらえるように、声か
けや場の設定など、コミュニケーションをとる際の方法やタイミング
に配慮します。家族をねぎらったり、小さなことでもこれまでの取組
みや工夫していることなどを評価したりすることで、家族がエンパ
ワーされます。

④家族が介護疲れでバーンアウトしないように、介護職と連携し、家族
でなければならないことと、他者が代われることを明確にし、役割分
担で介護のバランスを調整、適宜休息がとれるように配慮することも
大切になります。

1 ■ 看取りの心づもりの支援

看取りに向けて今後の経過や症状の出現・対処方法を事前に家族に伝
えておくことで、家族の力を引き出し、その人なりの看取りの環境を整
えることができます。

1 時期

①身体全体のアセスメントや病状予測などから、予後が週単位、日にち
単位になってきているとき

②患者や家族が今後の経過について知りたいと思っているとき

2 環境

できれば玄関先よりは、キッチンや別の部屋など、できるだけ安全に
安心して感情表出ができる場を確保します。また落ち着いて話が聴ける
ように、軽くタッチングができるくらいの距離感で腰かけるようにしま
す。ゆっくり話ができるように時間も十分確保しておきます。

3 言葉かけ

①「今日○○さんの様子を看させていただきましたが、かなり状態が厳
しくなってきているように感じました。そこで、少し早いかもしれま
せんが、もしよかったら、○○さんのこれからの過ごし方についてお

話ししたいのですが…」

「今の様子をご覧になって、どのように感じておられますか？　どのようなことが気がかりですか？」

②家族の思いや不安などを引き出し、丁寧に傾聴します。

「ご家族としても、そろそろお別れが近いのではないかと感じておられるのですね」

「少ししたら、またいくらか元気になってくれるのではないかと期待しているのですね」

③「残念ながら病気の影響もあり、皆さんとのお別れの時間がそう遠くない時期に訪れるのではないかと感じています。今からが一番大切な時間になります。○○さんのために、これからできることがいろいろあります。また、ご家族だからこそできることもあります。もしよかったら、お別れまでのこれからの過ごし方について、お話をさせていただきたいと思うのですが、よろしいでしょうか？」

4 今後の相談

　これからの予測される状態の変化、食欲低下やせん妄への対処などを伝えます。家族の不安や気がかりに丁寧に応え、今後の療養先の希望や対応方法などを相談しておきます。

2 ■ 看取りの瞬間への対応

1 その時のかかわり方

　在宅では、医療者が不在で家族のみで看取ることも多くなります。在宅での看取りを希望している場合は、看取りの瞬間の対応についても説明しておきます。連絡方法の確認などを行っておきます。また、看取りに向けた具体的な準備として、「心の準備」（本人に直接確認したいことや伝えたいこと、会わせたい家族に連絡を入れるタイミングについて）、「物の準備」（遺影用の写真、看取り後の着替え、葬儀屋の手配など）、「お金の準備」（貯金や遺産、口座名義、お葬式代などの段取りなど）を

確認しておきます。話していくうえでは、家族の気持ちや反応に配慮しながら行います。

2 言葉かけ

「○○さんがいよいよお亡くなりになった際のことについて、お話しさせていただきますね。

側にいるときに呼吸が止まったり、あるいはふと見たときに呼吸をしていなかったとき、とても驚いたり、ショックだったりするかと思いますが、まずは可能な範囲で、そのときが何時何分ごろか、時間を確認してください。その後、あわてて救急車を呼んだり、医師に連絡したりせず、耳元で声をかけたり、触れていただいてよいので、ゆっくり患者さんと最後のお別れをしてください。お別れをしていただいて少し落ち着いてからでよいので、当院に「○時○分に亡くなりました。みんなで看取りました」とご連絡ください。その後、担当の医師がご自宅に伺って、死亡確認をさせていただき、死亡診断書をお渡しします。お亡くなりになってから、お身体を整えたり、お気に入りの服装に着替えたりするのを希望される場合は、看護師が行わせていただきますのでお知らせください」

3 独居の看取り

高齢化が進み単身世帯も増えてきているなかで、今後、独居の方の在宅療養や在宅看取りへの対応も増加することが予測されます。患者自身が最期まで自宅での療養を希望しているのであれば、できるかぎり意向に添えるように環境づくりやチームでのサポート体制を調整しておく必要があります。病状を踏まえ、いろいろな状況を想定し、事前に関係者間、チーム内での対応を決めておいたり、連絡先、連絡方法などを明確にしておきます。またヘルパーなど介護職にも看取りに向けたケアの具体的方法を共有し、連絡をとり合うことにより、独居の看取りを円滑に行うことができます。

4 看取り後のかかわり方

　患者が死亡した後は保険点数がつかないため、グリーフケアは各自、各施設での個別での対応になります。訪問看護師が遺族にかかわることは、辛い時期にかかわった一員として、当時を思い出すことになりさらに辛さを増す家族もいます。しかし、在宅療養を振り返り、思い出を語り合い、共感しながら傾聴することがグリーフケアの一助になります。時期を見て弔問したり、カードやはがき、花束などを送付したり、遺族会などを設けたりしているところもあります。

　また、悲嘆反応が強く日常生活に支障をきたしている場合は、専門家の介入や受診を勧めるようにします。

　グリーフケアについては次頁で詳しく示します。

2 グリーフケア

1 遺される家族のグリーフ（悲嘆）への援助

　患者の死は遺された家族にとっては、まさに「はじまり」となります[1]。死別により遺された家族は大きな喪失感を経験します。これまで育んできた絆を断ち切られ、苦痛を経験し、今まで慣れ親しんだ世界から、未知の世界に放り出されるような経験です。

　グリーフは死別後に誰もが通る過程（プロセス）で、正常な反応であり、病気ではありません。しかし、高齢化や核家族化で身近に死を経験することが少ない現代では、その衝撃は想像していたよりもずっと大きいもので、時に医療的な支援が必要となる人もいます。周囲に死別体験について親身に聞いてくれる人が近くにいれば、グリーフからの立ち直りは早いのですが、実際にはそのような支えがない人が増えています。

　医師・看護師をはじめ在宅療養にかかわる者は、患者と家族がともによい死を迎えられるために、最善のケアをしたいと心を砕きます。患者が亡くなると、死別後のケアのシステムが確立していない現在の日本では、その後家族がどう死別に対処し生きていくのかを、これまでのように見守ることは難しい現状です。しかし、在宅での療養は、事業所が近隣にあること、死別後の訪問や電話でお話しできることなどその後の様子を垣間見るチャンスはあります。

　しかし、死別後のグリーフを癒すためのケアは看取り時から始まるわけではなく、それ以前のかかわりがすでにグリーフケアとなりうるため、療養開始時から継続的にかかわる訪問看護師が重要な役割を担うことになります。

1 ■ グリーフの反応について

　死別による喪失の衝撃により、遺族は身体、感情、認知、行動、スピリチュアルな面でさまざまな反応を示します（**表1−29**）。大切な人の死を意識し予期的な悲嘆を経験し始める際にも、同様の症状が見られます。死別に向けての準備となる予期的な悲嘆を表現することを促すこと、そして、そのような場を設定する支援が重要になります。

2 ■ ノーマルなグリーフのプロセス（過程）

　グリーフのプロセスは、多くの学者がこれまで段階理論、位相理論などを提唱してきました。しかし多くの臨床家が、これらは誰もが同じような過程をたどるという誤解を招きかねないと危惧しています。グリーフの期間や程度は個人差が大きく、この段階や位相を経験しない人やスキップしてしまう人もなかには存在します。そのため、あくまでグリーフを理解するための一つの基盤と受け止めるよう強調しています。心理学者である相川充[3]も段階説を絶対視することは間違いであるが、妻

表1-29 **死別に対する反応**[2]
1．身体的反応
動悸、息切れ、のどの渇き、疲労感、頭痛、四肢の痛み、不眠、食欲不振、免疫機能・内分泌機能の低下
2．感情面の反応
深い悲しみ、心痛、寂しさ、恋慕、怒り、戸惑い、落ち込み、後悔の念、罪悪感、孤独感、不安
3．認知面の反応
死が信じられない、死を否定する、記憶・集中力の低下
4．行動面の反応
故人をさがす、待つ、緊張する、泣く、社会的引きこもり
5．スピリチュアルな反応
「なぜ人は死ぬのか？」「自分は何か間違っていたのだろうか」「人は死んでからどこに行くのか」など哲学的な質問をする

表1-30 **ニーメヤーのグリーフのフェーズ**

フェーズ	特徴
回避のフェーズ	・死に直面し、ショックで無感覚状態になり、現実把握ができない。 ・愛する人の死は、容易に受けとめられない。 ・喪失の全体像が見え始める。 ・喪失のつらさを回避するために、死を否認する。 ・喪失に抗議し、往々にして周囲の人間に怒りとして表現される。 ・感情が感じられない。 ・そして次第に感情の波が襲うが、感じないようにする。
同化（直面）の フェーズ	・喪失の現実はいつまでも回避できない。 ・愛する人の不在は否定できない。 ・会いたい気持ち、恋しさがつのり、激痛や寂寞感に襲われる。 ・人に苦しみを話したいが、できない（ほかの人には解ってもらえない、話して解ってもらえないと失望する）。 ・抑うつ状態に陥る。引きこもりになる。 ・身体的不調。怒り、後悔、自責感がつのる。 ・絶望、無気力、虚無感に苛まれる。 ・社会生活や経済的問題などの二次的喪失に気がつく。
適応のフェーズ	・愛する人の生還を諦める。激しい感情の波がなぐ。 ・現実に目を向ける。将来が不安になる。 ・愛する人のいない生活に適応する。 ・適応が進むことに罪悪感を募らせる。 ・新しい生きがい、目的をさがす。

ロバート. A. ニーメヤー著, 鈴木剛子訳：＜大切なもの＞を失ったあなたに, p29～37, 春秋社, 2006. を元に作成

を亡くした自分自身の苦しいグリーフの経験から、「遺されたものにとってこのような理論は、地図の役割を果たしてくれるありがたいもので、自分の位置が確認でき、そのあとに何が起こるのかを予想出来て、気持ちが楽になります」と述べています。

　ここではこれらの意見を踏まえ、理解しやすいと思われるニーメヤー（Neimeyer, R. A.）のグリーフのフェーズ（局面）について紹介します（**表1-30**）。グリーフの過程は、この3つのフェーズを行きつ戻りつすることで癒されていき、これらをグリーフサイクルといいます。サイクルの出発点は大切な人の死を予知、ないしは認識した時点で、その終着地点は遺された人の人生の終わりとなります。それでもある程度の地点に到達したと思える目安は、亡くなった人のことを苦痛なく思い出せる

ようになった時だと言われます。

3 ■ 複雑化したグリーフ

　複雑化したグリーフとは、前述のグリーフのサイクルに行き詰まる状態のことを言います。グリーフを全く経験しない、グリーフが慢性化する、グリーフが過激で生命を脅かすほど重症であるような場合に、専門家の介入が必要になります。それは深刻な罪悪感、自殺念慮、極度の絶望感、長期に及ぶ興奮やうつ状態、生理的症状の長期化、制御できない怒り、仕事や日常生活の雑事をこなす能力が損なわれる、薬物やアルコールへの依存症に陥っている状態です[4]。

　グリーフの複雑化の要因としては、トラウマ的な死の状況や故人との非常に深い愛着関係や過度に依存的な故人との関係、または葛藤関係や愛憎関係、過去の未解決なグリーフや死別による経済的問題などが関与していることがあります。

4 ■ グリーフワークとは

　グリーフは嵐が過ぎ去るのをじっと待っていて、ただ時とともに癒されるというものではないことを多くの専門家は述べています。ウォーデン（Worden, J. W.）は喪失に適応するためには、遺された人が各々の課題に取り組むという能動的な姿勢が不可欠であると述べています[5]。ここではウォーデンの4つの課題を相川がわかりやすく修正したものを紹介します（**表1-31**）。

　遺された者はこの課題に取り組むことで、少しずつ悲しみを癒していきます。心のなかに亡くなった人の場所を確保し、変化した自分を受け入れることは、グリーフのプロセスで述べた、適応のフェーズにたどり着くものです。そのため、家族が死を受け入れること、嘆き悲しむことを肯定する援助を行い、訪問や電話で話を聞くなかで、悲嘆の強さや専門的支援の必要性を見極めたり、必要に応じてサポートグループや適切

表1-31 **悲嘆の仕事（グリーフワーク）ウォーデンの4つの課題を相川が修正**

（　）内はウォーデン[5]の表現

課題 I	大切な人が死んだ、その人は逝ってしまい、決して戻ってくることはないという事実を理性だけでなく情緒的にも受け入れること（喪失の現実を受け入れること）。
課題 II	悲嘆反応を正面から体験すること（悲嘆の痛みを消化していくこと）。
課題 III	失ったものに気づき、大切な人がいない環境になれること（故人のいない世界に適応すること）。
課題 IV	心のなかに亡くなった人の場所を確保し、変化した自分を受け入れること（新たな人生を歩み始める途上において、故人との永続的なつながりを見出すこと）。

相川充：愛する人の死、そして癒されるまで，p150～159，大和出版，2007. を元に作成

な医療機関につなげていくことが訪問看護師の重要な役割です。

5 ■ 遺族のグリーフを見越して医療者が死別前からできること

　遺族のグリーフを支えるものとして、朱亀[1]は、①よい見送りができたこと、②医療従事者からよいケアを受けられたこと、③本人のためによい選択ができたこと、の3点を述べています。これらのケアは、看取りの項を参照いただきたいのですが、家族の心残りや悔いを少しでも減らすことにつながる重要なケアといえます。また嬉しく感じた医療者のケアとして、朱亀[1]は、①真摯に命に向き合ってくれていることが感じられること、配慮のある言葉と心遣い、②知識と出来る限り尊厳を大事にした対応や技術、③迅速な対応や連携といった調整役を担ってくれたこと、について述べています。日々の丁寧なかかわりが、死後も遺された家族にはあたたかい気持ちで思い出され、グリーフを癒すことにつながります。

6 ■ 死別後に有益な看護

　宮下らの研究[6]において、有益な看護として評価されていた支援は、死別後の自身のことを教えてくれたこと、涙を流すことや感情表出の場に寄り添ってくれたことであり、また援助者への要望としては家族が十分悲嘆できる時間を確保してほしいことがありました。死とともに速やかに死後の処置を行うのではなく、じっくりと悲しみに浸る時間や、医療者とも故人について語り合う時間を提供することは重要です。またエンゼルケア、エンゼルメイクは故人の最期を記憶づける大事な時間であり、死別後の最初のグリーフケアとなります。

　遺族は自身のこれからの助けになる手立てを求めており、グリーフの反応やプロセス、悲しみを和らげるためにできること、サポートグループの情報が入ったパンフレットの配布は有益です。お渡しするパンフレットに、専門家に支援を求める状況を記載することで、周囲で見守る人にも理解してもらいやすいものとなります。また、死別後の訪問や電話などは複雑化したグリーフを発見する、大事な機会となります。

　なお、参考資料として、公益財団法人日本ホスピス・緩和ケア研究振興財団のホームページに掲載されている「これからのとき　大切な方を亡くしたあなたへ」という冊子を、活用してもよいでしょう（https://www.hospat.org/from-now-on.html）。

　遺族は自分の気持ちを語ることで自身の喪失を受け止め、自分の経験に意味を見出していきます。未だ遺族が語り合うような場は限られており、自ら求めていく人だけがたどり着ける現状です。かかわった人々と思いを語れる場、同じような体験をした人と気軽に出会える場をたくさんつくっていくことは、これからの地域社会の課題となると考えます。

7 ■ グリーフケアのポイント

まずはじっくりと聴くこと

相川[7]は、たいていの人は「最後まで聞いてくれない」「道徳的、倫理的判断を下す」「感情をそのまま受け入れてくれない」「解釈や診断を下す」といった理由でよい聞き手になれないと言います。つまりよい聞き手は、感情をそのまま受け入れてくれる人であると言えます。

シシリー・ソンダースは「Not doing, But being」と言い、何かをするのではなく、そこにいることがケアの原点であると述べました。何かをしてあげないとプラスにならないのではなく、そこにいることはゼロではありません。私たちはつい形あるケアをしなければと焦りがちですが、ただそこにいて寄り添うという姿勢を学ぶことは重要です。

2 スタッフのグリーフケアと教育

グリーフケアについての学習は、基礎教育でもまだ歴史が浅く、多くの看護師はグリーフケアに関する専門的なトレーニングをほとんど受けておらず[8]、ましてや自分自身がグリーフを経験することやその対処の仕方について学ぶこともほとんどないのが現状です。

1 ■ 看護師が経験するグリーフとは

人生の最期を自宅で過ごす患者に全人的なケアを行う看護師は、死に向かう人と家族の予期悲嘆に寄り添い、死別まで自己を深く投入します。近藤[9]は、死を看取り続ける看護師の悲嘆の特徴として、関心を持ち多くのエネルギーを傾けた患者とのかかわりが悲嘆をもたらすことを明らかにしました。しかし患者が死を迎えたとき、悲しんでいる家族の前で、看護師は自身の苦しさを抑え込んでしまいます。シモイナバ（Shimoinaba, K.）は、これを「奪われるグリーフ」と表現し、看護師に特徴的なもので、それはオープンに認識されず、公的に悲しめず、社

会的にサポートされない[10] ものと述べています。

　死別後、多くの看護師は解決やバランスを取り戻しますが、なかには解決のないグリーフの道をたどり続けている人がいます[11]。近藤は、看護師の悲嘆の本質的要素として、多彩な情緒的体験を伴い、答えの出ない問いを抱え込むことをあげています。それにより看護師としての自信を失い、アイデンティティの混乱を招いたり、苦悩を回避できずに深く傷ついたりして、その結果悲嘆過程に能動的に取り組む多くのエネルギーを費やすことになると示しました。このような過程を繰り返す看護師には、新しい患者に感情を注ぐことへの躊躇やバーンアウト、感情疲労などがおこります。

　しかしキャプラン（Kaplan, L. J.）[12] はグリーフが受け止められ、適切な支援がされれば、自分自身を癒すことができ、より思いやり深いケア提供者になると述べています。

2 ■ 看護師へのグリーフケア

　看護師へのグリーフケアは、ひとえに「看護師が人として大切にされること」です。

　看護師が死に逝く患者とその家族に真摯に向き合い、よりよい死を迎えられることに心を配る結果として、グリーフを経験することを、個人も組織も認め、ケアされるべきという認識を持つことが必要です。シモイナバ[10] は看護師へのグリーフケアには、組織レベル、病棟レベル、個人のセルフケアという3つのレベルのサポートが必要と述べています。

　そこで、在宅看護における看護師のグリーフ支援の提案として以下のようなことがあります。まず組織としては、グリーフに巻き込まれる前に、エンドオブライフケアのスキルを上げるための研修や自身のセルフケアを身につける研修を用意することです。現場の管理者の配慮としては、同時期に看取りが重なる受け持ちを避けることや死別後に休息がと

れる体制を整えることがあります。サポーティブなデスカンファレンスや管理者による面談などで、看護師がグリーフを表現し、それが受け止められる職場環境をつくることが重要です。

　また、死別後に遺族と語り合えることで看護師が癒されることもよく聞くところです。遺族に継続的にかかわる機会をつくること（カードを送る、訪問の機会、葬式への参加など）も大きな支援になりえます。そして何より自身のセルフケアでは、打ち込める趣味を持つことや自身のつらさに気づくこと、適切な人にサポートを求める意識を持つことです。それによって適切なグリーフの過程をたどれるようにすることが、看護師の疲弊を防ぎ、死を看取る専門職としてさらに成長していくことにつながると考えます。

引用文献
1) 朱亀佳那子：「死」なんてもっと遠いものだと思っていた。大切な人を亡くすということ。医療者のかかわりと。　第1回ターミナルケア・グリーフケア研究会講演. 2019.12.7　東京医科歯科大学
2) 鈴木剛史：GCCグリーフカウンセラー養成講座（基礎編）資料　グリーフ学・アタッチメントとグリーフ, 2014.
3) 相川充：愛する人の死、そして癒されるまで, p149, 大和出版, 2007.
4) ロバート. A. ニーメヤー著, 鈴木剛史訳：＜大切なもの＞を失ったあなたに, p41〜45, 春秋社, 2006.
5) J.W. ウォーデン著, 山本力監訳：悲嘆カウンセリング, p37, 誠心書房, 2011.
6) 宮下光令ほか：遺族によるホスピス・緩和ケアの質の評価に関する研究3, 日本ホスピス・緩和ケア研究振興財団編集, 2010.
7) 同上3), p212〜215.
8) Wisekal, A. E.: A concept Analysis of nurses' Grief, Clinical Journal of Oncology Nursing 19(5)：103-107, 2015.
9) 近藤真紀子：死を看取り続ける看護師の悲嘆課程, 風間書房, 2011.
10) Shimoinaba, K. et al.: Staff grief and support systems for Japanese health care professionals working in palliative care, Palliative Supportive Care 7：245-252, 2009.
11) Shimoinaba, K. et al.: Losses Experienced by Japanese Nurses and the Way They Grieve, Journal of Hospis & Palliative Nursing16(4)：224-230, 2014.
12) Kaplan, L.J.: Toward：a model caregiver grief. Nurses' experiences of treating dying children, Omega. 41：187-206, 2000.

7 緩和ケアを取り巻く近年の課題

1 化学療法中の看護

　近年のがん化学療法では新規の抗がん剤や分子標的治療薬などの登場により、患者は入院するのではなく、外来通院により治療を受ける在宅療養者として地域で生活しています。

　外来通院中のがん患者に訪問看護が入り、丁寧な緩和ケアを行うことで、患者のセルフケア力は高まり、患者の望む治療の継続、本人らしい生活を送ることができるのです。

1 外来化学療法中のがん患者の在宅療養の大変さ

　外来通院をして化学療法を受けている、あるがん患者は、家族とともに在宅で療養していました。患者は、がんと抗がん剤治療による身体のつらさを抱え、変化した身体により日常生活の自由を喪失していました。

　また、診断時や急性期は家族は患者とともに悩み、寄り添っていましたが、外来通院治療が長期化するにつれ、家族自身もそれぞれの仕事や学校などがあり、本人任せとなってしまいました。本人は化学療法の副作用を１人で抱え、生活障害もあるので家族にもっと配慮してほしいといった思いがありますが、「主人は「もっと言ってくれればいい」、と言

うが、言いづらい。お荷物になるくらいならあの時死んでしまえばよかった」と話し、その言葉からうかがえるように、患者は家族への遠慮やつらさを抱えていました。

　患者は1人で病気と向き合うつらさを抱え、病院受診時の短時間の診察では医師との十分なコミュニケーションもとれず、「外来にいくと話せない。ずっと黙ってコンピュータばかり見ていらっしゃる。こちらからお聞きしないと情報がもらえません。自分の身体のことなのによくわかってません」と話します。また、食べることができない自分に、医師が「食べられないことを「個性」と思えばよい」と不用意に助言したことで、自分の今の食べられない苦痛を理解してもらえないばかりか自己の尊厳が奪われる怒りが湧き起こりました。しかし一方で、患者は化学療法を諦めたくないという思いが強く、治療を継続したいと思っていました[1]。

2 外来化学療法中のがん患者への訪問看護の実際

治療継続の支援　多くの患者は、外来にて末梢静脈で化学療法を受けていますが、中心静脈リザーバーによる血管確保により行う場合もあります。

　大腸がんのFOLFIRI療法やFOLFOX療法を受けている患者は、自宅で中心静脈リザーバーから抗がん剤投与を継続し、終了後は自分で抜針を行っています。訪問看護師は、病院で指導を受けた抜針手技が在宅で実際に行えているか、針の処分は医療廃棄物として病院に持参しているかなどを確認しています。手のしびれが強く、体調によっては、家族による抜針が必要なことがあるので、念のために家族への指導も行います。

　化学療法中の患者の排泄物は、抗がん剤治療後は汚染されているの

で、自宅に小さな子どもや免疫力が落ちた高齢者などがいる場合は、念のため1週間程度、トイレの使用時に注意するようにします。抗がん剤成分が含まれる汗、尿、便、あるいは、内服抗がん剤を飲んだ直後に嘔吐した場合の嘔吐物の扱いについて、患者と家族には手袋の使用による処理を勧めます。

　内服抗がん剤は、注射抗がん剤と同様副作用があり、分子標的治療内服薬も皮膚障害や高血圧などの身体症状が出現します。患者が内服薬管理について、十分理解しているか確認し、飲み忘れの場合は2回分を一度に飲まないこと、多くを間違って飲んでしまった場合は主治医に報告する必要があることなどを説明します。

　副作用が強い場合は、患者がつい自分の判断で量を減らしたりすることもあるので、症状を患者に確認し、再度治療計画を主治医と相談するように話します。

生活支援　訪問看護は病院と異なり、住み慣れた自宅で1時間程度ゆっくりと患者の話を聞き、家族とも話ができ、個別のケアを担当看護師が行います。患者のもっとも苦痛となる痛みや症状に対して丁寧なかかわりを行い、セルフケア能力を高め、自己効力感を高めるような看護を提供します。毎日のリンパマッサージと包帯によりリンパ浮腫を改善して、服が着られるようになった患者もいます。訪問看護を受けた外来化学療法中のがん患者が語った「患者が語った訪問看護師からのケア」をみてもわかるように、さまざまな身体ケアやセルフケア支援を行います（**表1−32**）。

　抗がん剤治療には高額な医療費がかかり、患者の負担になっています。高額療養費制度、あるいは高額医療・高額介護合算療養費制度についての利用の確認を行います。

表1-32　患者が語った訪問看護師からのケア

身体のしくみを話しながら自分でできるリハビリ提案	抗がん剤、内服薬、身体症状、気持ちの自己記録のすすめ
全身の異常の早期発見	体調の予測ができる身体診察
すぐに毎日の訪問看護	緊急事態での柔軟な対応
「どうにかしよう」との言葉かけ	医師との間のクッションの役割
気持ちや身体状態に応じたケア	病院との情報の交換
癒される足湯温シップとマッサージ	気安く話せる対応
痛いところを温め手をあてるケア	食事の具体的な話
キシロカインスプレーでの緩和処置	みんなで安全や効率を考える姿勢
毎日丁寧に時間をかけて工夫のケア	病院の規格外の方法を発想
シャワーの手伝いと清拭	医師へ提案
IVH の針の差し替え	工夫した足のケア
治療を受けるにあたってのためになるアドバイス	さまざまなものを試し時間をかけて工夫
治癒力を高める話	

引用文献
1）平原優美・河原加代子：外来化学療法中のがん患者の在宅療養生活と思い：p187〜196，日本保健科学学会誌，2013.

参考文献
○　佐々木常雄：がん化学療法ベスト・プラクティス：照林社，2008.
○　佐藤まゆみ・小澤桂子・遠藤久美：がん化学療法看護のいま　ケアの質を高めるためのエッセンス，がん看護1・2月増刊号，2014.

Column

高齢者のがん治療

　超高齢社会を迎えたいま、高齢のがん患者、およびがんによる死亡者数は急増しています。人口動態統計によると、2019年の全死亡者は138万1093人で、高齢者（65歳以上）が多くを占めています。また、全死亡者の27.3％は悪性新生物によるもので、高齢者の死亡原因の第1位でもあります。がんは加齢とともに発症のリスクが大きくなり、男性は60歳から70歳がそのピークと統計は示しています。がん化した細胞は通常、長い年月を経て臨床的ながんになるので、結果的にがんは高齢者に多くなるのです。今後ますます増えることが予想される高齢者、特に超高齢者のがん治療のありかたについては、医療を受ける側も、提供する側にも＜その人にとって最善の医療＞が選択できるように適切な対応が求められます。

■ その人に合った適切な治療の選択

　医学・医療の進歩で超高齢者でも標準治療が可能な時代になりました。しかし、高齢者は個人差が大きく、70歳でも90歳くらいのフレイルの状況の人もいますが、逆に90歳でも70歳くらいのフレイルの状況の人もいます。従って、高齢者の治療内容を年齢で決めるのは適切ではありません。フレイルの評価方法はこれまで種々開発されておりますが、最も身近なツールは厚生労働省の基本チェックリストで、在宅ケアに携わっている方には馴染みのものでしょう。また、臨床フレイル・スケール（Clinical Frailty Scale）は「壮健」から「疾患の終末期」までの9段階に分けて評価できるツールです（Morley, J.E., et al. Frailty consensus：A call to action,2013.）。

　最近では高齢者総合的機能評価（CGA）と呼ばれるツールも活用されています。CGA は、日常生活機能、精神・心理的機能、社会・経済的機能並びに QOL 等を系統的かつ総合的に評価する手法です。治療の方針決定には、日本老年医学会が「高齢者の医療およびケアにおいては、苦痛の緩和と QOL の維持・向上に最大限の配慮がなされるべきである」そして、「何らかの治療が、患者本人の尊厳を損なったり苦痛を増大させたりする可能性があるときには、治療の差し控えや治療からの撤退も選択肢として考慮する必要がある」と提唱しています。高齢者はできる限り治療をするという発想から、治療はその後のその人の生活をよりよ

第 1 章　在宅緩和ケアの基礎知識

7.緩和ケアを取り巻く近年の課題　　　165

くする方向に役立つのかという発想への転換が必要なのです[1]。

　こんな事例があります。85歳になるＡさんに喉頭がんが見つかりました。Ａさんは意思決定を長男に任せていました。長男は「喉頭がんは手術をすればかなり長生きできる」という医師の説明で手術を決めました。看護師は入院したＡさんに強い難聴があることに気づき、このうえ声を失うことを理解しているのかと、「退院されたらどうなさるのですか」と聞くとＡさんは「まだしばらく今までのように一人暮らしをしたい」ということでした。喉頭がんの標準治療は喉頭全摘、永久気管孔です。治療のあと85歳の難聴のあるＡさんにとって一人暮らしは現実的ではありません。思いあまって看護師は喉頭全摘した術後の患者に会っていただきました。Ａさんは初めて現実に直面したのです。すぐ、「手術はしない」と意思表示されて、話し合いの結果、再発するかもしれないが、通院で放射線治療をすることに合意しました。踏みとどまり立ち止まった看護師の勇気があってのことです。これからどのような生活をしたいと思っているのか、何をしたいのかを尊重して関係者が対話を重ね最善の治療について合意するプロセスが重要なのです。

　最近は侵襲の大きい外科的な手術に代わって、腹腔鏡や内視鏡を合わせた高齢者にも負担の少ない治療や、新しい薬剤の開発で有害事象の少ない化学療法ができるようになりました。長生きした人生の最終段階において例えがんを患っていても、その人にとって満足できる治療法を選択したいものです。

　今一つの課題は、人口の高齢化とともに認知症や精神障害をもつ人のがんの発症が増えてきたことです。これらのフォーカスグループは診断が遅れたり、症状のコントロールが困難なこともあり、個別のきめ細かいアセスメントの工夫が必要になります。

■ 入院関連機能障害

　高齢者にとってはがん治療とともに、入院することによる心身の負担も考えなければなりません。加齢とともに、健康を脅かす力（ストレッサー）から体を守るための適応力・防衛力・予備力・回復力といった恒常性維持機能の作用が低下します。入院すると、それも長期に及ぶと食事や水分の摂取が低下し、容易に脱水や低栄養、寝たきりになりかねません。高齢者にとって病気より怖いのは衰弱です。入院期間が長くなるほど入院前のADLに回復できる可能性が低くなります。高齢者は入院関連機能障害についても同時に考えなければならないのです。

■ 天寿がんの思想

がん研究所名誉所長の北川知行先生は＜天寿がん＞について、「安らかに人を死に導くがん」と定義しています。そして、天寿がんの思想を次のように述べています。

①人は天寿を授かっている（必ず死ぬ）。②安らかに天寿を全うすることは祝福されるべきことである。③超高齢者のがんは、長生きの税金のようなものである（年齢とともにがん発生のリスクはうなぎ登りに増える）。④超高齢者のがん死は、人の一生の自然な終焉の1パターンと考えられる（3分の1はがんで死んでいる）。⑤天寿がんなら、がん死も悪くない（認知症や不随になり、人に迷惑をかけながら、いつ果てるとも知れずベッドで生きているよりずっとよい）⑥天寿がんとわかれば、攻撃的治療も無意味な延命治療も行わない（自然死に近いのだから、自然に徹する）というものです[2]。

人生100年の時代になりました。がんに罹患したとしても、長生きした人生の終わりの大切な日々が、本人も家族にとっても肯定できるものになるような医療・福祉の定着を目指したいものです。「終わりよければ、すべてよし」なのですから。

引用文献
1） 山本由布ほか：高齢者総合機能評価（CGA），日内会誌，108：p1181 ～ 1186，2019.
2） 北川知行：自然死と天寿がん、緩和医療学，Vol.2，No.1，先端医学社，2000.

第1章　在宅緩和ケアの基礎知識

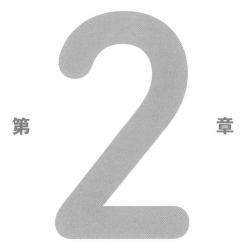

第 2 章

Q&A

1.患者へのケア、スピリチュアルについて
2.薬剤の調整について
3.家族について
4.制度・体制について

1 患者へのケア、スピリチュアルについて

1 疾患の軌跡と予後

Q 終末期のがんの疾患の軌跡と予後について、教えてください。

A 　終末期のがん患者は、心不全や肺疾患・認知症などの他疾患と違い、最期の1〜2か月で急速に病状が悪化するのが特徴とされ、予後予測ツールとしてはPalliative Prognostic Score（PaP）やPalliative Prognostic Index（PPI）などが知られています。ただし、特に高齢者は他疾患や老衰などの合併も多く、がん以外の要因の影響で緩やかな経過を辿ることもあるため、一概に予後予測はできない点に注意が必要です。

■ 解説

がん患者は、原発巣や種類が違っても、終末期にはがんが全身に増殖することで、共通の症状が出現することが多いとされています。終末期に多い症状として、全身倦怠感、食欲低下、疼痛、便秘、不眠、呼吸困難、嘔気・嘔吐、せん妄、喘鳴などがあり、それぞれの症状に合わせた緩和治療・ケアが重要になります。また、脊髄圧迫や腫瘍崩壊症候群、気道閉塞など、がんあるいはがんの治療に関連した緊急の診療が必要

で、突然死の原因にもなる所謂「Oncologic emergency」も含めた急な変化による看取りも、末期がん患者の約3割に出現するといわれ、これらは早期発見・対応が必要です。

　終末期の疾患の軌跡については、第1章でも述べられていますが、Lynnらが分類した軌跡モデルが知られており、がんは、最期の1～2か月で急速に病状が悪化しADL・全般的機能が低下するのが特徴的です。がん患者の予後予測については、Palliative Prognostic Score（PaP）やPalliative Prognostic Index（PPI）が臨床現場で多く使われています。ただ、こうした疾患軌跡や予後予測スコアはあくまで「目安」であり、実際の臨床経過は個々で異なります。特に高齢者では「がん」のみを患っている人は少なく、心臓・肺疾患や脳血管障害、認知症など、他の疾患を合併していることが多いです。そうした人たちは、がん末期の急激な病状悪化がなく、緩やかな経過を辿る場合もあり、予後予測が難しくなります。その場合、介護期間の長期化や、緩和ケア病棟入院のタイミングの判断が困難になるなど、別の問題も出てきます。PaPやPPIを参考にしつつ、併存症や病状に合わせた疾患の軌跡・予後をイメージしながらケアにあたることで、より患者・家族に寄り添った看護を提供することができるでしょう。

　なお、臨死期の目安としては、日常生活動作の変化が参考になります。予後2週間前後では排泄や食事が自力では困難となり、予後が1週間前後になると内服が難しくなってきます。予後が数日になると、水分摂取、会話・応答が困難になります。こうした変化がみられたら、別れの時が近いことを意識しながら患者・家族に向き合っていきましょう。

参考文献

○ 平原佐斗司・茅根義和編著：チャレンジ！在宅がん緩和ケア（改訂第 2 版），南山堂，2013.

○ Lynn, J., et al.：Living well at the end of life：Adapting health care to serious chronic illness in old age. Rand Health, 8, 2003.

○ 森田達也・白土明美：死亡直前と看取りのエビデンス，医学書院，2015.

○ Behi, D., et al.：Oncologic Emergencies. Clinical Care Clinics,（26）：181-205, 2010.

○ 恒藤暁：末期がん患者の特徴，最新緩和医療学，p11 〜 24，最新医学社，1999.

2 分泌物を減らす吸引

Q 死前喘鳴（death rattle）や終末期の分泌物への対応について教えてください。

A 　臨死期の死前喘鳴（death rattle）は「死期が迫った患者において聞かれる呼吸に伴う不快な音」で、気道内分泌物貯留の原因から、終末期における意識障害や嚥下障害により唾液をうまく排出できず、上気道（主に、咽頭部）内に唾液などの分泌物が貯留することによって引き起こされる真性死前喘鳴（Ⅰ型）と気道や肺の病変（腫瘍、感染、肺水腫や出血など）からの分泌物が増加することで引き起こされる偽性死前喘鳴（Ⅱ型）に分類されます。

　基本的には、死前喘鳴と呼吸困難とは相関しないと考えられており、看取り前で昏睡を伴う死前喘鳴の場合は、輸液を絞る以外の積極的な治療は不要なことが多いです。一方、意識がある場合や偽性死前喘鳴の場合で、輸液の調整で改善しない場合は抗コリン薬の使用を検討してもよいと思われます。具体的な方法は次のとおりです。

■ 解説

①輸液の減量

　終末期がん患者の輸液療法に関するガイドラインでは、予後が1〜2週間と迫っている患者には輸液療法単独によるQOLの改善は見込めず、高カロリー輸液や1000ml以上の中カロリー輸液を行うことは推奨されないとあります。また、気道分泌による苦痛があり、生命予後が数日と考えられるがん患者においては輸液量を500ml以下、または中止にすることを推奨するとあります。しかしながら、患者・家族にとっての輸液

をすることの意味や、患者・家族が何を大切にしているかに配慮し、最終的な輸液の調整を行うことが大切です。

②抗コリン薬の投与

欧米では気道分泌に対して抗コリン薬投与の有効性、我が国では臭化水素酸スコポラミン含有軟膏の有効性の報告があります。臭化水素酸スコポラミン（ハイスコ）注射液の口腔内投与や持続皮下注、臭化ブチルスコポラミン（ブスコパン）筋注、イプラトロピウム臭化物水和物（アトロベント）吸入、臭化水素酸スコポラミン含有軟膏（ハイスコパッチ）塗布などの方法があります。

ハイスコパッチは日本では保険適応外であり、導入の際には本人や家族に説明が必要です。実際の使用方法を下記に記載します。

・ハイスコ注射液１回0.3ml 舌下投与、４時間以上あけて１日３回まで使用
・ハイスコ注射液５ mg10A 小型シリンジポンプで0.1ml/ 時で持続皮下投与
・ブスコパン注射液20mg １ A、１日１回筋注
・アトロベント１回２吸入、４時間以上あけて１日３回まで使用
・ハイスコパッチの作成：スコポラミン臭化水素酸１ g ＋流動パラフィン少量＋白色ワセリン20g を混合、１回米粒大量を片側または両側後耳介部に絆創膏に塗り貼付or直接塗布（塗布時は綿棒や手袋を使用）、１〜２回 / 日で使用

参考文献
○ 日本緩和医療学会　緩和医療ガイドライン作成委員会編：終末期がん患者の輸液療法に関するガイドライン2013 年版，金原出版，2013.
○ 平原佐斗司・茅根義和編著：チャレンジ！在宅がん緩和ケア（改訂２版），p203 〜 211，南山堂，2013.
○ 聖隷三方ヶ原病院症状緩和ガイド，聖隷三方原病院（http://www.seirei.or.jp/mikatahara/doc_kanwa/contents6/33.html）

3 セデーション(鎮静)

Q 在宅の末期がんの患者に対して、どのような時にセデーション（鎮静）を行うことが可能でしょうか？

A 末期がんの患者に治療抵抗性の耐え難い苦痛がある時、在宅でもセデーション（鎮静）を行うことは可能です。

鎮静を行う場合は、倫理的要件として、相応性（鎮静が相対的に最善と判断される）、医療者の意図（苦痛緩和を目的とする）、家族・患者の意思、医療チームの判断の4要件を必ず確認する必要があります。

持続鎮静の方法は鎮静薬（ミダゾラム等）を少量から調節してCSI（持続皮下注）を用いて持続皮下投与する調節型鎮静が原則ですが、CSIを使用できない環境では、座薬（ブロマゼパム坐剤）などを使用してもよいでしょう。

■ 解説

末期がん患者に行うセデーション（鎮静）は、苦痛緩和を目的として行われるもので、これは病院でも在宅でも同様です。患者が治療抵抗性の耐え難い苦痛で苦しんでいる場合に、その苦痛緩和のために鎮静が行われます。

まず、患者の苦痛（せん妄・呼吸困難・痛みなど）に対する治療やケアが十分に行われているのか、チーム内で再検討する必要があります。痛みや呼吸苦に対して適切な治療が行われているのか、発熱や便秘・尿閉など、せん妄を悪化させるような身体的要因はないか、体位や室温などの在宅環境は快適に維持されているのか、過剰輸液が喀痰や気道分泌を増やして呼吸困難を誘発していないかなど、苦痛を悪化させ得る要因

の検討が重要です。また、不安感が呼吸困難と結びついている場合もあり、不安を軽減させるような精神的支援や抗不安薬の投与も検討する必要があります。

このように治療やケアに対する十分な見直しを行っても苦痛が緩和されない場合に、患者の価値観に基づく意思と状況の相応性、苦痛の強さや治療抵抗性の確実さ、予測される生命予後、効果と安全性の見込みから、鎮静が妥当だと考えられる場合に鎮静を選択します。在宅の現場でも点滴静注や持続皮下注は可能ですが、訪問診療や訪問看護の体制次第では、坐薬が選択されることもあります。

注射用鎮静薬には、ミダゾラムやフルニトラゼパム、フェノバルビタールなどがありますが、在宅では調整のしやすさからミダゾラムの注射薬をシリンジポンプを用いた皮下注で実施することが一般的です。また、坐薬では、ブロマゼパム坐薬やフェノバルビタール坐薬、あるいはジアゼパムの坐薬を用いることが多いです。

必要な鎮静剤の量や有害事象の出現は患者によって異なるため、特に開始時は、観察・調整がしやすい日中に行い、鎮静薬の適切な量や種類を評価するとよいでしょう。鎮静中は、現在の鎮静レベル、鎮静の有害事象（呼吸抑制や舌根沈下、誤嚥や循環抑制、せん妄など）の有無、病状の変化、家族の希望の変化などを継続的に評価・観察し、適切な鎮静が行われるよう慎重に経過を追っていくことが重要です。鎮静レベルの評価はRichmond Agitation-Sedation Scale（RASS）を使用するとよいでしょう。

参考文献
○ 日本緩和医療学会 ガイドライン統括委員会編：がん患者の治療抵抗性の苦痛と鎮静に関する基本的な考え方の手引き（2018年度版），金原出版，2018.
○ 平原佐斗司・茅根義和編著：チャレンジ！在宅がん緩和ケア（改訂第2版），南山堂，2013.
○ 新城拓也ほか：在宅療養中の終末期がん患者に対する鎮静についての後方視的カルテ調査，Palliative Care Research, 10(1)，日本緩和医学会，2015.

4 食べることの支援

Q 終末期で食べることができない患者に対する、食欲不振への考え方や正しい対処の方法を教えてください。

A がんの進行に伴ってさまざまな要因から食欲不振が目立ってきます。**表2−1**の主な食欲不振の原因と対策を参考にしながら、対応してください。

■ 解説

食欲不振の原因は複合的であることが多いので、身体的・精神的苦痛に対する包括的支援が必要です。がんによる悪液質は、他の要素に介入できても食欲不振が残る場合が考えられます。悪液質に対しては、ステロイドであるデキサメタゾンあるいはベタメタゾン2mg/日を1週間内服してその効果を確認し、食欲が回復すれば消化性潰瘍・血糖値・精神症状などの有害事象に注意しつつ継続します。効果が見られない場合はステロイドを中止します。

また、2021（令和3）年に非小細胞肺がん、胃がん、膵がん、大腸がんによるがん悪液質に対してエドルミズ錠（アナモレリン）が承認されています。アナモレリンは生体内ペプチドであるグレリンと同様のはたらきをする「グレリン様作用薬」で、胃のグレリン受容体に作用し、成長ホルモン分泌亢進作用、摂食亢進作用によって、体重・筋肉量の増加、食欲・代謝の亢進を介してがん悪液質を改善する効果が期待されています。

悪液質は最終的にはステロイド抵抗性となり、食欲が回復しなくなります。その時期にさしかかれば、予後が1〜2か月以下に近づいている

第2章　Q&A

| 表2-1 | **主な食欲不振の原因と対策** |

	原因	対策
環境	食事の見た目、食事量の圧迫感、食事の匂い、食事をとる体勢、食形態、周辺の匂い	刺激物を除去し食べられる物を選択、1回量減量、上半身を挙上し安楽な体勢、食事介助、悪臭対策
口腔	口内炎、口腔内乾燥、う歯、義歯の不具合、味覚異常	食事形態調整、口腔ケア、歯科受診
消化管	嚥下障害、嚥下痛、食道カンジダ症、胃食道逆流症、消化管潰瘍、腸管蠕動運動低下、便秘症、消化管閉塞	抗真菌薬外用、制酸薬、消化管蠕動促進薬、緩下剤、ステロイド、閉塞解除（腸閉塞なら絶飲食）
全身性	疼痛、易疲労、発熱、脱水、呼吸困難、感染症、電解質異常（主にナトリウム、カルシウム）、微量元素不足（主に亜鉛）、ビタミン欠乏、甲状腺機能低下症	疼痛コントロール、酸素投与、胸腹水コントロール、抗菌薬治療、補液、電解質・微量元素・ビタミンの補正、甲状腺ホルモン補充
腫瘍	悪液質	ステロイド
薬剤	オピオイド、消化管蠕動阻害薬、抗がん剤、ジギタリスなど	制吐薬併用、オピオイドの変更、薬剤の減量と中止
心理的要因	抑うつ、嘔吐への恐怖、尿・便失禁への恐怖	不安の傾聴、抗不安薬、抗うつ薬、精神科受診、ガーグルベースン、ティッシュペーパー、失禁対策

と評価し、食事摂取量に重きを置かなくてよいです。背中をさする、冷罨法、アロマなどリラクゼーションを行い、気分転換となるようなコンフォートフィーディングを目指して、食事が苦痛とならないように対応することを目標にしてください。

参考文献
○ 日本緩和医療学会 ガイドライン統括委員会編：がん患者の消化器症状の緩和に関するガイドライン（2017年版）、金原出版, 2017.
○ 平原佐斗司・茅根義和編著：チャレンジ！在宅がん緩和ケア（改訂第2版）、南山堂, 2013.

5 がん患者への リハビリテーション

Q 末期のがん患者へのリハビリテーションのかかわり方について、教えてください。

A 末期のがん患者に対するリハビリテーションは、緩和的リハビリテーション（Dietzの分類）と呼ばれ、患者、家族の要望（demands）を尊重しながら、身体的、精神的、社会的に生活の質（QOL）の高い生活が送れるよう援助します。

■ 解説

がん患者に対するリハビリテーションは周術期から行われますが、患者の病期に応じてかかわり方が変化します。末期においても予後に応じてかかわり方が変化します（**表2-2**）。

がんのリハビリテーションガイドライン（2013）では、在宅の末期がん患者に対して、運動機能維持・改善や疼痛・倦怠感の緩和に対して運動療法や徒手療法を行うこと、呼吸困難感に対して呼吸法の指導を行うこと、患者・家族のQOLを改善するために多職種によるチームアプローチを行うこと等が勧められています。

例えば、骨転移を伴う患者へのかかわりとしては、疼痛などの身の置き所のなさに対してリラクゼーションを図り、安楽な姿勢の検討を行ったり、骨転移部への負担が少ない日常生活動作方法の練習、環境調整、介助者への介助方法の助言を行ったりすることがあげられます。また、動作によって病的骨折のリスクがあるため、医師に禁忌を確認したうえで行うことが必要です。さらに、個人因子へのかかわりを通して、死に

表2-2 **末期がん患者のリハビリテーションの内容**

生命予後が月単位（6～1か月）	
ADL・基本動作・歩行の安全性の確立、能力向上	1. 残存能力＋福祉機器（車椅子、杖、手すり、自助具など）の活用 2. 動作のコツの習得
廃用症候群の予防・改善	3. 廃用による四肢筋力低下および関節拘縮の維持・改善
浮腫の改善	4. 圧迫、リンパドレナージ、生活指導
安全な栄養摂取の手段の確立	5. 摂食・嚥下面のアプローチ（代償手段主体）
生命予後が週・日単位（6～1か月）	
疼痛緩和	6. 物理療法（温熱、冷却、レーザー、TENSなど）の活用 7. ポジショニング、リラクゼーション、（補装具、杖）
浮腫による症状緩和	8. リンパドレナージ主体
呼吸困難感の緩和	9. 呼吸法、呼吸介助、リラクゼーション
心理支持	10. アクティビティ、日常会話や訪室そのもの

辻哲也編：がんのリハビリテーションマニュアル 周術期から緩和ケアまで, p259, 医学書院, 2011.

対する不安の軽減やこれまで生きてきたことを肯定的にとらえられるよう支援することも重要だと考えられます。

　筆者が末期のがんである患者を担当した際には、病状が日々変わる可能性があり、その場での迅速な判断や対応が求められることを経験しました。日頃から患者、家族、ほかの専門職と密に情報共有を行っておくことが重要であると考えています。

参考文献
○ 日本リハビリテーション医学会がんのリハビリテーションガイドライン策定委員会編：がんのリハビリテーションガイドライン, p136～145, 金原出版, 2013.

6 スピリチュアルペイン

Q 「何もできなくなってしまった」「早く死にたい」という末期がん患者に対して、どのようにかかわっていけばよいでしょうか?

A 患者がどのようなスピリチュアルペインを抱えているのか、どのようなニードがあるのかアセスメントすることが大事です。スピリチュアルペインアセスメントシート（Spiritual pain Assessment Sheet：SpiPas）も参考にしてみてください。スピリチュアルな痛みを理解しかかわり続けることがケアになるため、コミュニケーションが重要になるとともに、患者に集中し、傾聴し、よく見て感じ取ることが必要といえます。

■ 解説

スピリチュアルペインにはさまざまな定義がありますが、共通することは自己の存在そのものや生きる意味が脅かされる時に経験する深い苦悩で、その苦悩は心理的、社会的、身体的な痛みにも影響を及ぼします。その逆もあり、心理的、社会的、身体的な痛みがスピリチュアルな痛みを増強することもあります。

患者は死が近づくにつれて身体が衰え、徐々にできなくなることを体験します。動けない自分には価値がないように思われて、生きている意味を見出せなくなることがあります。患者が言葉を発してくれた時は、それに向き合う姿勢が大事になります。看護師は得てして、負の感情に対し逃げたくなる気持ちが湧いてきます。何と言ってあげたらよいのかと悩みます。不必要に励ましたりしていないでしょうか?　患者も自分

の気持ちを表出することはとても勇気がいることです。感情を出してくれたということは、この人になら話してもいいと思ってくれたと思い、ケアしている手を止めて向き合いましょう。

　相手と対話する際には、「傾聴」「沈黙」「共にいること」「共感」など基本的コミュニケーション技術を活用します。

　「傾聴」は Hear ではなく listen で心を傾けて聴いてください。この人なら話を続けてもいいと思えるような態度や反応を示していくことが大切です。例えば、視線を合わせる、うなずきや相槌を打つ、オープンクエスチョンをする、患者の言葉を反復することも有効です。

　「沈黙」は苦手な看護師が多いですが、患者や家族が気持ちや考えを整理している時なので、言葉を待ちましょう。沈黙が長く続くようなら、タイミングを見て沈黙の意味を投げかけてみましょう。その時の患者、家族に合わせて言葉を選んでください。

　「共にいること」は、心を傾けてそのそばに立ち相手を受け入れるプロセスです。ただそばにいることでもよいです。何も言ってあげられないこともありますが、それでも私はあなたのそばにいますという気持ちを伝えていきましょう。その際、そっと手を握ったり、背をさすったりタッチングをすることも有効なこともあります。その場の雰囲気に合わせて共にいることを伝えてください。

　「共感」は負の感情を否定するのではなく、共感してあげます。そう思うのは間違っていない、わかりますという気持ちを伝えてあげてください。

　実際のケアとして、「何もできなくなってしまった」に対して、自分らしさが保てるようにするにはどうしたらよいかを考えていきます。症状を緩和できないことが、スピリチュアルペインを増強させることもあるので症状コントロールは必須です。失われた自分らしさは何かを考え、今までの興味関心などを聞きながら生活のなかで継続できるようケアしていきます。

また、今できる役割を探していくことも大事です。動けなくてもいることが家族の幸せであることなど、今ここにいることの存在価値を家族と確認し合ったりするようにします。お互いを大事に思うあまりに言えなくなってしまったことを代弁したり、取りもつことも大事です。ケアをしていきながら、言い残したことはないか、やり残したことはないか、患者・家族ともに後悔が残らないようにしていくことができるとよいでしょう。

2 薬剤の調整について

7 スイッチングについて

Q 在宅でオピオイドスイッチングを行う場合のポイントを教えてください。

A 　在宅と入院の大きな違いは、24時間のモニタリングが困難という点であり、安全性を保つことが重要な課題です。最も重篤な副作用は呼吸抑制で、傾眠が先行する場合が多く、特に全身状態が悪い場合は傾眠と呼吸数のモニタリングが重要です。スイッチング中に痛みが一時的に増強した場合でも、ベースアップの前にレスキュー薬を最大限に活用するほうが安全で、本人・家族への指導により良好な鎮痛と不安の軽減を目指します。大量のオピオイドスイッチング（一般的に経口モルヒネ120mg/日以上）では、換算比からのずれが大きくなりやすいため、半分〜数回に分けて行います。

　解説中のオピオイドスイッチングの目的と、薬剤の種類と投与量、先行薬剤の最終投与と変更後の投与開始時刻を確認し、痛みとレスキューの使用状況、副作用（傾眠、呼吸数、消化器症状ほか）などを観察し、投与量が決まるまでは訪問回数を増やして評価を行うことがポイントです。

　看取りの前は、傾眠を許容し症状緩和を優先する場合もあります。

▨ 解説

　オピオイドスイッチングは、①鎮痛が不十分、②副作用が問題、③投与経路の変更、④呼吸困難の増悪などに対して行います。変更後の投与量は換算比が基本ですが、薬物代謝経路の違いや、消化管の吸収の問題などで変更後の効果に個人差が生じるため、②③の場合は等換算（換算比どおり）より20％程度減量し、①の場合は速やかな鎮痛を得るために等換算～増量することがあります。減量の場合は痛みの悪化、等換算～増量の場合は副作用の増悪に特に注意します。

　④の場合は、呼吸困難改善効果が高いモルヒネやヒドロモルフォンへのスイッチングを行います。

　フェンタニルパッチ製剤は、貼付後血中濃度が安定するまで24～72時間かかることがあり、この間の痛みの増強にはレスキュー薬で対応します。また、パッチ製剤から他剤への変更が最もばらつきが大きく、①～④の状況で変更後の投与開始時刻を設定しますが、頻回に調整が必要となる場合があります。

　フェンタニルは消化管運動抑制効果が低く、他剤からフェンタニルへの変更では蠕動亢進による疝痛や下痢などが生じることがあり、緩下剤の再調整、レスキュー薬はモルヒネを使用するなどの対応が考えられます。

8 経口摂取できない患者への レスキュー薬

Q 内服薬が飲めない患者に対して、レスキュー薬はどのように使用したらよいでしょうか？

A それぞれの薬剤の特徴や、デバイスの使用方法を熟知して苦痛緩和に努めるようにします。

■ 解説

　患者がすでにオピオイドを使用しているような場合には、経口摂取・内服が困難になってきた時点で、オピオイドの皮下注射や静脈注射に切り替えられることが多いです。オピオイドの持続皮下注射・持続静脈注射の使用時には、レスキュー薬は1時間量を早送りして使用することが一般的であり、30〜60分程度の間隔を開けて再投与可能としている場合が多いですが、レスキュー薬の指示については医師の指示をよく確認するようにしましょう。

　また、持続投与のデバイスは、患者自身や家族でレスキュー薬の1時間量を早送りすることが可能なものも多く、上手に活用します。訪問看護師はこれらのデバイスの使用方法についても習熟して、家族に説明できるようになっておくとよいでしょう。

　オピオイドの唯一の坐薬製剤としては、アンペック坐剤が使用可能です。しかし、坐薬を挿肛する患者・家族の負担も少なくない点や、調節性が悪い点を鑑みると、積極的に使用を推奨する薬剤ではありません。しかしどうしても注射薬などのほかの手段が使用できない場合や、夜間・休日などすぐにオピオイドの持続静脈注射・持続皮下注射に切り替

えられない状況においては、使用することがある薬剤です。家族が坐薬の使用経験が乏しいことも多く、使用方法については丁寧に説明することが大切です。

　内服困難・消化管の通過障害などがある場合でも、使用可能なフェンタニルの経口粘膜吸収製剤として、イーフェンバッカル錠・アブストラル錠も選択肢の一つとなります。これらの薬剤はROO（rapid-onset opioid）と言われ、予測できない突出痛に有効とされています。しかし、これらの薬剤はタイトレーションが必要であったり、投与間隔が異なっていたりするため、使用する際には、用法用量・投与間隔などをよく確認してから使用することが重要です。

9 便秘薬について

Q オピオイド鎮痛薬による便秘への対処方法について、教えてください。

A 　オピオイド誘発性便秘症（OIC：Opioid-Induced Constipation）に対してはナルデメジントシル酸塩（スインプロイク）が有効とされています。また、食事や水分摂取量の低下、運動量の減量などによって硬便になりやすいことから、プロバイオティクス、膨張性下剤などの内服、外用薬（坐薬、浣腸）、摘便などを併用して便秘の改善を目指します。

■ 解説

　がん疼痛に対し用いられるオピオイドは、副作用として便秘を引き起こします。オピオイドは、主に中枢 μ オピオイド受容体を介して鎮痛作用を発現しますが、消化管の末梢 μ オピオイド受容体にも結合し、消化酵素の分泌抑制、消化管運動抑制、肛門括約筋の緊張を高め、便秘となります。この便秘をオピオイド誘発性便秘症（OIC：Opioid-Induced Constipation）と呼びます。OICは、ほとんどのオピオイド使用患者に生じ、耐性が生じにくく、オピオイドの鎮痛効果が出る前から便秘が始まっているので、オピオイド投与と同時の対処が必要です。

　OICに対してはナルデメジントシル酸塩（スインプロイク）が有効とされています。ナルデメジントシル酸塩は、モルヒナン骨格を付加し、血液脳関門の透過性を低下させることで、中枢のオピオイド鎮痛薬の作用は阻害しにくいようにされた末梢性 μ オピオイド受容体拮抗薬で、消化管ではナルデメジントシル酸塩がオピオイド受容体に結合しオピオイ

ド鎮痛薬に帯する拮抗作用を示すことで、OICを改善します。また、オピオイドをモルヒネ塩酸塩水和物や、オキシコドン塩酸塩水和物からフェンタニルクエン酸塩（フェンタニル）に変更することで便秘が軽快することもあります。さらにオピオイドの投与経路を経口投与から非経口投与に変更することでも便秘の症状が緩和することがあります。

　がん患者においては、食事や水分摂取量低下、運動量の減量などによって硬便になりやすく、腹水やがん性腹膜炎の影響で腸管蠕動が低下していることがあり、潜在的に便秘症になりやすいです。ナルデメジントシル酸塩の内服以外では、プロバイオティクス、膨張性下剤、浸透圧性下剤（塩類下剤、糖類下剤、浸潤性下剤）、刺激性下剤（アントラキノン系、ジフェニール系）、上皮機能変容薬（クロライドチャネルアクチベーター、グアニル酸シクラーゼC受容体作動薬）、消化管運動賦活薬、漢方薬、胆汁酸トランスポーター阻害・結腸蠕動誘発など内服、外用薬（坐薬、浣腸）、摘便などを併用して便秘の改善を目指します。

　また、病状に対して薬物の投与方法が適切かどうか、排便処理が行えない介護力ではないかどうか、褥瘡を含むスキントラブルがある皮膚状態ではないかどうかにも気を配る必要があります。

参考文献
○　日本緩和医療学会 ガイドライン統括委員会編：がん患者の消化器症状の緩和に関するガイドライン（2017年版）, 金原出版, 2017.

10 PCAボタン付き携帯型持続注入ポンプによるCSIの方法について

Q 疼痛に対して、在宅で PCA ボタン付き携帯型持続注入ポンプを使って CSI を行う場合の方法を教えてください。

A CSI（持続皮下注射）は、全身状態の悪化により内服が困難となった場合や、痛みが急に増強して迅速に鎮痛を行う必要がある場合などが主な適応です。

デバイスはPCA（患者自己調節鎮痛法）ボタン付きの携帯型持続注入ポンプ（電動式精密型またはディスポーザブルタイプ）のうち、薬液の必要量や訪問体制などを考慮して機種を選択します。吸収と血中濃度の安定、そして皮膚への影響から、投与速度は1 ml/hまでが限界で、非常に高用量の薬液投与は困難です。

穿刺は27G翼状針または24G留置針を用い、前胸部、腹部など動きの妨げにならない位置で浮腫のない部位を選択します。刺入部の発赤・硬結・痛みの有無などの観察や、数日毎の刺し替えを行います。

■ 解説

終末期の患者は、死亡直前に急激に痛みが増強する場合があります。この場合は、オピオイド貼付薬や坐薬ではコントロールが不十分となることが多く、注射への切り替えが望ましいと考えられます。そして、症状緩和という目的だけではなく、家族にとっても、本人の苦痛が強い状態を体験すると在宅看取りが困難になり、悲嘆も大きくなる可能性があるため、家庭全体のケアという観点でも重要といえます。

ポンプの設定については、機種を問わず、持続投与量（ポンプによっては持続投与なしも可能）、PCA 1回量（シリンジポンプタイプは 1 時間量）、ロックアウトタイムを設定します。痛みの変化に対応するために、内服ではレスキュー薬の投与が重要ですが、CSIでは痛みが増強した時にPCAボタンを使用します。ボタンを押すと設定量の薬液が追加で早送りされますが、連続で早送りが行われると過量投与のリスクが高いため、一度早送りされてからは設定した時間までPCAボタンを押しても空打ちになる機能（ロックアウトタイム）があります。これらの設定内容を踏まえ、PCAボタンの使用方法、特に使用回数制限を行いたい場合などは、本人・家族への説明と理解度、使用状況の確認をし、医師との情報共有を密にしながら行うことが重要です。

11 IVRの知識

Q 肺がんが骨転移している患者で、モルヒネやオピオイド鎮痛薬を使用しても痛みがとれません。どのように対応したらよいか教えてください。

A 薬物療法での症状緩和が困難な骨転移を認める患者に対して、放射線治療が有効なケースがあります。骨転移に対して放射線治療が適応となるのは、①薬物で緩和困難な疼痛、②骨折の予防、③脊髄圧迫症状の治療と予防です。

■ 解説

有痛性骨転移に関しての外照射は、緩和的放射線治療のなかで最もエビデンスの得られている領域で、疼痛緩和率は59〜73%です。除痛効果は3〜4週間で出現し、5〜6か月持続します。3〜4週を超える予後が期待されない症例は治療の適応外となる可能性が高いです。また、治療中や治療計画中に、患者が数十分間、一定の体位を保持できることが条件となります。照射方法としては30Gyを10回、2週間で治療する方法が一般的です。8Gyの線量を1回のみ照射する単回照射も知られており、患者の時間的、身体的、経済的負担、介護者の負担を考慮すると有用な方法です。

内照射は骨シンチグラフィで陽性像を示す病変を対象とし、外照射の適応がない広範囲の骨転移や疼痛のため体位が取れない患者に適応があります。塩化ストロンチウム（89Sr）の内用療法（メタストロン）は外来で施行可能で、一回の静脈注射で3〜6か月の効果が期待されます。脊髄圧迫や骨折リスクの高い病変に対しての使用は望ましくないこと、

乳がん・前立腺がんなど一部の疾患のエビデンスであること、骨髄障害抑制の副作用や、一過性の疼痛再燃が2週間くらいまでに15〜20％の患者で認められることなどが問題点です。

　IVR（Interventional Radiology）は画像誘導下で経皮的に治療を行う方法で、骨転移に対してはラジオ波凝固療法や骨セメント注入療法があります。ラジオ波凝固療法は、電極針を直接腫瘍に刺してラジオ波を流し凝固壊死させることで、除痛を得る方法です。骨セメント注入療法は、病巣部に針を刺入して骨セメント製剤の注入により骨の支持力を増強して疼痛を軽減することができます。骨転移による骨脆弱性に起因する体動時痛に有効で、荷重により疼痛が生じる中部胸椎〜腰椎、骨盤骨がよい適応になります。

参考文献
○　平原佐斗司・茅根義和編著，チャレンジ！在宅がん緩和ケア（改訂2版），p185〜192，南山堂，2013.
○　日本臨床腫瘍学会編，骨転移診療ガイドライン，p24〜28. p50，南江堂，2015.

12 時期別の看取りへの かかわりについて

Q 時期別に、家族がどのように看取りにかかわっていく べきか教えてください。

A　家族は患者が衰弱していくなかで、今何が起こっているの か、自分たちに何ができるのかが分からず、不安と混乱のなか にいます。死に対する受け止め方や死への向き合い方は一人ひとり異な るので、予後を大まかに月単位・週単位・日単位・時間単位と分けて、 各時期に起こる症状や経過を説明し、家族の不安を解決しながら患者と かかわれるケアを提案していきます。家族が後悔のない看取りができる よう、支援していくことが大切です。

■ 解説

　亡くなる1か月前頃からよく見られる症状として、全身倦怠感と食欲 不振があります。看護師は、動かないことでの関節の拘縮や悪液質によ る全身のだるさについて説明し、患者が安楽だと感じる体位の工夫をし たり、関節を軽く曲げ伸ばしたり、軽くさすってあげるように家族に説 明します。食欲不振に関しては、患者の希望に合わせた食事内容や形

態・量などを工夫することが大切で、無理に食事を勧めることでかえって食欲が低下したり、誤嚥をおこしたりすることもあります。好きな時に好きなものを好きなだけ食べてもらうように説明します。また、積極的に口腔ケアを行うと、口の中がさっぱりし食欲につながることもあります。

　亡くなる1週間前頃からは、意識の混濁やせん妄、嚥下困難、尿量の減少などが現れてきます。だんだんと眠っている時間が長くなり、夢と現実の境が分からなくなることで、声をかけても話の辻褄が合わないことがあります。伝えたいことがあれば、患者の覚醒状況を見て起きている時に伝えてあげること、患者がたとえ辻褄が合わないことを話しても、完全に否定するのではなく、穏やかに優しく話しかけるようにします。家族の声を聞くだけで、患者は安心することがあります。この時期からは更に飲み込みにくく、むせたりし、食べる量が減ってきます。食べる量が減っていけば必然的に尿量も減少していきます。その時は、身体がエネルギーや水分を必要としなくなっていることを説明し、患者が食べないことで衰弱していくのではないかという家族の不安を傾聴していきます。

　亡くなる1、2日〜数時間前頃からは、昏睡、死前喘鳴、チェーンストークス呼吸などが現われます。患者の約半数が、声をかけても目覚めなくなる、喉元でごろごろ音が聞こえるなどの症状が出るため、苦しいのではないかと家族が不安になることがあります。眠っているため本人の苦しさは少ないこと、脳の循環が低下して起こっている自然現象なので不快や苦しみの表現ではないということを説明していきます。そして、呼吸が大きく深い呼吸から、浅く小さい呼吸になり、無呼吸の時間も増えてきます。呼吸の変化に家族は戸惑うので、患者が天国に行く準備をしている、苦しく辛い呼吸ではないことを同様に説明していきます。家族は見た目が苦しそうでも、実際には苦しい症状ではないということを知ることで安心します。家族にはそばにいて手を握り身体に触れ、耳元で優しく声をかけるよう説明し、普通の日常生活を過ごすこと

も大切です。患者にとって、大好きなテレビ番組の音が聞こえる、子供や孫の話し声が聞こえてくるなどいつもの日常は、安心できる環境であるからです。

　亡くなる数時間～死亡直前には、下顎呼吸、四肢冷感、チアノーゼ、動脈触知不可などの症状が現れます。血圧が下がり、循環が悪くなっているので死期が近づいていることを説明します。最期の家族の時間になるので、患者の聴覚は最期まで残ると言われていることを説明し、最期のお別れを言ってあげるよう伝えます。

　死への過程のなかで、20％の人がこのような経過をたどらず、急に亡くなることがあるとされています。急に亡くなることで家族の悲嘆が強くならないよう、常に不安を傾聴し、その都度丁寧に説明し、今できるケアを一緒に行うことが大切です。

表2-3　死亡直前の変化と説明

時　期	症　状	状態の説明	ケアのアドバイス
死亡1週間前頃	意識の混濁・せん妄	だんだんと眠っている時間が長くなってくる	伝えたいことがあれば今伝えておく
		辻褄の合わないことを言う	穏やかに優しく話しかける
	嚥下困難	飲み込みにくく、むせたりし、食べる量が減ってくる	体がエネルギーや水分を必要としなくなっている
	尿量減少	尿量が減ってくる	
1、2日～数時間前	昏睡	声をかけても目覚めなくなる（半数）	苦痛が少なくなっている
	死前喘鳴	喉元でごろごろする音が聞こえる	眠っているため、本人の苦しさは少ない
	チェーンストークス呼吸	酸素↓　⇒　二酸化炭素感受性↑	脳の循環が低下して起こっており（自然現象）、不快や苦しみの表現ではない
数時間～死亡直前	下顎呼吸	喘いでいるように見えますが苦しいからではない	
	四肢冷感・チアノーゼ、動脈触知不可	血圧が下がり、循環が悪くなっている。	聴覚は最期まで残ると言われている。お別れを言ってあげる

＊ 20％の人はこのような経過をたどらず、急に亡くなることがあることを伝えておく

13 家族の死の準備教育

Q 家族の死の準備教育には、どのようにかかわったらよいでしょうか？

A 　在宅では、ターミナル前期から後期に退院することが多いことから、患者の症状が不安定です。そのため、時期に応じて出現しやすい症状を予測しながら、家族への死の準備教育をしていくことが大事です。

死の準備教育をするにあたって、家族がどのように病状を受け止めているかを知る必要があります。病状の進行に伴って、家族の予期悲嘆も見られるので、家族の思いも受け止めながら、最期に向けた準備をしていくことが重要です。

■ 解説

死の準備教育をするにあたり、家族のアセスメントとケアは欠かせません。これまでの治療経過や、今に至るまでの思いなどを知っておくとよいでしょう。また、病状をどのように受け止めているのかも重要になります。病状の進行を間近で見るのは家族になります。患者の死が避けられないことに気づき、予期悲嘆が見られることがあります。

死が近づいた時期の家族のニーズには、次のものがあります。
①患者の状態を知りたい
②患者のそばにいたい
③患者の役に立ちたい
③感情を表出したい
④医療スタッフから受容と指示を得たい

⑤患者の安楽を保証してほしい

⑥家族メンバーより慰めと支持を得たい

⑦死期が近づいたことを知りたい

　これらのニーズを満たすために、患者の状態を理解できるように情報提供します。例えば、寝る時間が増えてきた時など、なぜ今そのようになっているのかを丁寧に説明します。家族がケアに参加できるように配慮することも大事で、ヘルパーや看護師がすべて行うのではなく、家族ができるケアを担ってもらうこともあります。ケアをすることで家族は患者のそばにいられて、役に立てたと思えることができるからです。それでもだんだん弱っていく姿を見ているのが辛くなるので、感情を出せるように声をかけていきます。家族が一緒に過ごせる時間もつくれるよう、必要以上の訪問をしないことも大事です。そして家族全員がかかわれるよう、他の家族にもアプローチをしていくことも必要です。これらのケアを行うなかで徐々に死に対する準備を進めていくことにつながります。

　ターミナルはその病状により、前期、中期、後期、臨死期と変化していきます。時期により、出現しやすい症状などが予測できることがあります。在宅では、その多くの時間を家族がみていかなければならないので、起こり得る症状に対応できるよう家族にも薬の使い方や症状の見方などを伝えていくことも重要です。

　臨死期が近づくまでに、家族とこれらのかかわりをすることで、看取ることを現実に受け止めるための準備ができてくると思われます。そしていよいよ臨死期が近づいてきたら、身体に起こる症状をあらかじめ伝えておきます。

　意識状態が低下して来た時には、手足を動かしたりすることもあります。その時は、危険がないように見守るだけで大丈夫と伝えます。手足が冷たくなってくると、冷たくてかわいそうと話されることが多いため、手足を温めることが家族にとっても最期まで何かしてあげられたと

いう思いにつながります。また、尿量が少なくなることも伝えておきます。一般的に尿が出なくなってから一両日中であることも伝えておくとよいと思います。

　最期に家族が一番つらく感じるのは、死前喘鳴と呼吸の変化です。お別れが近いことを伝えてください。死前喘鳴や下顎呼吸は苦しそうに見えるけれども、苦しくないということも伝えてあげると安心してもらえます。いつ最期を迎えるかは、本人がその時を選んで逝くので、家族はいつものように生活して、きちんと夜も休むよう伝えておくとよいです。呼吸が止まった時に慌てずに、訪問看護師や医師に連絡をしてもらえるよう連絡先は改めて伝えておくようにしてください。覚悟ができていても、やはりその時は恐いものです。家族が最期に家で看取れてよかったと思ってもらえるようなかかわりがゴールといえるでしょう。

14 グリーフケアについて

Q

在宅で看取った家族へのグリーフケアはどのように
行ったらよいでしょうか？

A

悲嘆の経過や、「通常の悲嘆」と「複雑性悲嘆」の違いを理
解し、患者・家族の状況に合わせて個別のケアを実施すること
が重要です。

■ 解説

患者が終末期を迎える過程や死別に直面すると、多くの家族が「悲嘆
（grief）」を経験するといわれ、この「悲嘆」とは「喪失に対するさま
ざまな心理的・身体的症状を含む、情動的反応」とされています。悲嘆
には「通常の悲嘆」と「複雑性悲嘆」の2種類があるとされています。

「通常の悲嘆」は死別に対する一過性の反応であり、不適応症状では
ないとされています。Worden, J. W. は悲嘆の経過として、①喪失の事
実を受容する、②悲嘆の苦痛を経験する、③亡くなった人のいない環境
に適応する、④亡くなった人を情動的に再配置し、自分の生活に力を注
ぐ、の4つの課題をあげており、これらの課題が直線的に進むのではな
く、行き来しながら進むとし、個人によって大きく異なっているとしま
した。悲嘆のケアにおいては、これらの課題への取り組み状況をアセス
メントして必要に応じて援助を行うことが重要です。

しかし実際には患者の死後、その遺族と医療者がかかわる機会は多く
はありません。死亡確認後に訪問看護師がご遺体へのケアを行う際に
は、積極的に家族へケアの参加を促すなどしてグリーフケアにつなげて
いくことも重要です。ご遺体へのケア時の看護師のかかわりが、家族の

悲嘆を和らげるのに重要な役割を果たしているといえます。

　死別を経験した人のうち10〜20％程度の割合で、心理的苦痛が遷延し、心理・社会的機能の低下を招き、結果として死別後の人生を前向きに進むことが困難になる場合があります。これは、「複雑性悲嘆」と呼ばれるものです。複雑性悲嘆のリスクファクターとしては、死別の状況に関連する要因、喪失対象との関係性に関連する要因、遺された人の特性に関する要因、社会的な要因などが報告されており、死別前からこれらの要因の有無をアセスメントすることが重要です。複雑性悲嘆の場合には、悲嘆に伴い何らかの葛藤が生じており、悲嘆の課題に取り組む前に、その葛藤を解決、解消することを支援する必要があります。具体的には、遺族がこれまで回避してきたさまざまな感情や認知と向き合うように支援することです。その後、十分な悲嘆の痛みを経験することができていなかった場合には、悲嘆の場を提供することが助けとなります。

15 子どもへの支援

Q 患者の家族が、まだ小さい子どもの場合、予後や病状については、隠しているほうがよいでしょうか？

A グリーフケアは患者が亡くなる前から始まりますが、それは子どもにとっても同じです。子どもに死を伝えなかったり、隠したりすることは誤りであることは明らかになっています。また、故意に隠そうとしなくても、意思決定やケアに直接かかわらない子どもが取り残されることも少なくなく、訪問看護師は、患者が亡くなる前から子どもの存在に十分注意を払わなくてはなりません。

■ 解説

子どもの悲嘆プロセスは大人との共通点も少なくありませんが、子どもにとって「親の死」は大人よりも個別性が高く、発達段階によって死の理解が異なることを踏まえて、亡くなる前からかかわっていく必要があります。

死の理解は子どもそれぞれに個人差があり、何歳になればどこまで理解できるとはっきりと言うことは難しいのですが、一般的に大人と同じように、「死は自分も含め誰にも避けられないもの」「取り返しのつかないもの」といった死の持つ「不可避性」「不可逆性」を理解できるのは9歳以上だと言われています。この年齢の子どものグリーフの場面では、「お母さんが死んだのは僕のせいだ」あるいは「僕も同じ病気になって死ぬ」と考えている子が多いことがわかっています。

身近な人の死に対する反応は大人でも人それぞれですが、子どもの場合は個別性に加え、発達段階によって死の理解が異なるため、死別後の

子どもの反応は、大人から見ると理解しにくいことがあります。例えば、幼児期（2～6歳）では、「死は眠りに似ている」ととらえたり、「お母さんは何らかの形で生きている」「お母さんは生き返る」と考えたりもし、そのような考えに基づく行動をとることもあります。

医療者は子どもの年齢と発達段階にそって、その子が理解できるように死について説明することが重要です。

子どものグリーフケアは専門性が高いと考えられています。米国のホスピスでは、大人のグリーフケアには同じ経験をした遺族のボランティアがかかわることが多いのに対し、子どものグリーフケアには、訓練を受けたソーシャルワーカーやチャイルドセラピストなどの専門職が直接かかわっています。

言葉が未発達な子どもは、自分の気持ちを言語化できないことが少なくなく、怒りを言葉ではなく行動面で表現しがちです。筆者が見学した米国のホスピスでは、言葉で表現できない子どもたちの悲嘆に対しては、チャイルドセラピストが人形劇で子どもたちと遊ぶなかで「ぼく、悲しいんだよ」と人形をとおして自分の気持ちを表現させたり、描かれた絵に表現された子どもの心理をアートセラピストが読み解いたりしていました。

親を亡くし、「不安感」や「寂しさ」を心にかかえた子どもは、学校や家庭の実生活に変化が出やすく、また体調にも変化が出やすくなります。また、子どもは成長する過程で、死そのものや当時の出来事の意味を改めて理解することもあります。また、自分の気持ちや考えを表現するすべを得たりすることで、改めてグリーフワークを行うことがあります。子どもたちの小さな変化にも十分注意し、親族や学校の関係者とも協力しながら、しっかり見守っていくことが必要です。

16 認知症の家族による看取り

 Q 夫が末期がんで妻が中等度アルツハイマー型認知症の場合、看取りに立ち会わせたほうがよいでしょうか？

 A 可能であれば、妻による夫の看取りを支えましょう。

■ 解説

　認知症の人は、決してただケアを受けるだけの存在ではありません。認知症の終末期にあっても、自分のいる世界を理解しようと努力している例はいくらでもあります。高度認知症となっても、家族や介護者を支えるような人間的な結びつきがあります。

　中等度アルツハイマー型認知症の場合、見当識、記憶の障害に加え、コミュニケーションの障害があります。コミュニケーション障害を有する患者は、障害を補完するために相手が何を伝えようとしているのかを非言語的（表情、仕草、力強さ、動きなど）に汲み取ります。そのため、夫の病状の詳細な理解は困難であっても、この瞬間に起きている夫の変化は敏感に感じ取っています。実際に、中等度認知症の妻が軽度認知症で末期がんの夫を支えている家庭がありました。寝室で眠らず、床で寝てしまう夫に布団を掛けたり、食事の支度はできないものの、食卓に出し、片付けをされていらっしゃいました。認知症があっても、長年連れ添った夫を思いやる気持ちがあり、状況を察して対応することができる場合があります。

　在宅における看取りでは、死に逝く人が家族にとってどのような存在であり、家族がその死をどう受け止め、どのように応じたいという願い

があるのか知ることが大切です。訪問看護師は、患者の年齢や疾患・病状などから先入観をもつことなく、一例一例の患者と家族から学ぶ姿勢が必要です。

　中等度認知症の時期は、日常生活にさまざまな支障が出てくる時期であり、行動心理徴候（BPSD）が最も起こりやすい時期です。そのため、家族の介護負担は大きいともいえます。看取りに立ち会わせることがよいことなのか悩む家族の思いを聴きましょう。背景には、日々の暮らしの混乱から、葬儀が順調にいかないと考えていたり、夫亡き後のBPSDの悪化を恐れている場合もあります。

　認知症の本人と家族のそれぞれの思いを聴きながら、皆が納得できる状況へと導きましょう。思いを聴く際には、認知症があっても、妻としての役割があり、終末期にあっても、夫の役割があるという視点が大切です。アルツハイマー型認知症の場合、最近の記憶は失われても、昔の記憶は比較的保たれています。昔の写真を使うなど視覚刺激を用いると、問いかけ以上の情報を得られることもあります。そして、語りのなかでも、繰り返し語られる内容に注目しましょう。記憶障害から来る繰り返しの言動と決めつけず、深く刻まれた記憶に本人の思いが詰まっている可能性があります。得た情報を家族に伝え、本人の思いを想像してもらうことで方向性を示しましょう。

　夫にとっては、認知症の妻を残し先立つ不安があるものです。残された時間を意味づけ、安心した旅立ちにするためには、夫婦が心身共に安定していることが大切です。

　訪問看護師は、身体の状態が及ぼす心身への影響を考えられる専門職です。末期がんの夫の苦痛の緩和を図りながら、認知症の妻による介護を支えるためには、妻のできる機能に着目する必要があります。認知症だから何もできないと決めつけず、ケアに参加してもらいましょう。妻の感じ取る機能へアプローチすることで、看取りに向けた妻の役割を支えることができます。言葉よりも夫の傍らで見たり触れたりすること

で、現状理解を促しましょう。ケアの際は、共に行うよう努め、できない部分をさりげなく支えて、妻が介護をしている状況をつくることが大切です。妻自身ができたと感じられれば、自尊心の回復につながり、BPSDを低減することにもなります。相互作用が得られるよう努めましょう。

参考文献
○ 武田雅俊監，小川朝生・篠崎和弘編：認知症の緩和ケア　診断時から始まる患者と家族の支援，p433，新興医学出版社，2015.
○ 渡辺裕子監，上野まり・中村順子・本田彰子ほか編：在宅看護論，p278，日本看護協会出版社，2018.
○ 平原佐斗司：医療と看護の質を向上させる認知症ステージアプローチ入門，p160・196，中央法規出版，2013.

17 エンゼルケア

Q エンゼルケアは葬儀会社でも行ってくれますが、看護師が行ったほうがよいでしょうか？

A グリーフケアの一環として、訪問看護師が行ったほうがよい事例が多いです。

■ 解説

確かに、エンゼルケアは葬儀社でもできます。互助会に入っているからと、事前に葬儀社を決めている方もいます。また、葬儀社によっては、葬儀の費用の一部にエンゼルケアが含まれているケースもあれば、別料金で請求するケースもありますので、それぞれの葬儀社に確認が必要です。

そして、葬儀社では湯灌といって、ご遺体を入浴させることができます。湯灌は別料金を請求されて、その相場は5〜10万円程とばらつきがあります。かなり高額ですから、実際には、経済的な余裕がないと湯灌は行われないということになります。そもそもの湯灌の目的は、ご遺体を洗い清め、故人が無事に成仏し来世に導かれるよう、現世の汚れや悩みなどを洗い流すための儀式として古くから行われてきました。闘病生活でお風呂に入れなかった方や、お風呂が大好きだった方を入浴させてきれいにしたいというご遺族の気持ちをかなえてくれます。ご遺族がご遺体の湯灌を希望するならば、葬儀社を選ぶ方もいます。また、いつも来てくれた訪問看護師にエンゼルケアをしてもらったうえで、葬儀社に湯灌をお願いしているご遺族もいます。あくまでも、ご家族の意向が大事にされなければなりません。

エンゼルケアは、訪問看護で保険請求することが出来ませんので、全額を自費請求することになります。その相場は、1～2万円で訪問看護の事業所独自で設定し、契約時に説明しているはずです。しかし、随分前に契約して、覚えていないことが多いので改めて料金の説明をします。そこで、経済的な余裕のない方は、エンゼルケアを希望されないこともあります。これから、医療費の支払いや葬儀、身辺整理などにお金がかかる心配を抱えている家族もいます。何よりも、残された家族のこれからの生活が大事になります。訪問看護でのエンゼルケアが、押し付けにならないように、希望してもしなくてもどちらでもよいという前提で、家族に決めてもらう必要があります。

　訪問看護では、看取りに向けての準備教育を行いつつ、迎える想定をしていた死と、家族が心の準備ができずに急に迎える予期できなかった死があります。末期がんなど医師に予後を告知されていた場合は、心の準備がしやすいものですが、長期の寝たきりや老衰などの非がん疾患では、まだまだ看取りとは感じられずに、戸惑う家族が多いです。もちろん、訪問看護をとおして、なるべくなら患者の変化があった折々にその都度、死の準備教育をしていく必要があります。そして、死を受容できない家族や、熱心に介護されていたにもかかわらず、もっとできることはなかっただろうかと後悔に苛まれ、自分を責める家族もいます。そんな家族に寄り添い支援するためには、信頼関係のある訪問看護師のほうが、なじみのない葬儀社よりもふさわしいといえます。

　訪問看護でのエンゼルケアは、グリーフケアの一環として行います。ターミナルケアとつながった一連のケアです。まず、家族だけでのお別れの時間を過ごしてもらいます。そして、故人を偲びながら、家族を労いながら、故人が愛されて大切にされて幸せに感じていたであろうことを保証し、いままでの介護に自信と誇りを持ってもらうような言葉かけが重要です。故人の気に入っていた洋服や思い出の着物を家族に選んでもらい、エピソードを聞きながら、家族が無理なくケアに参加できる

と、過去と現在がつながって死を受容しやすくなると思います。例え小さな子どもでも、手や顔を一緒に拭いてもらうと、家族の一員としての役割が持ててこれからの力になってくれると思います。

4 制度・体制について

18 救急車の呼び出しについて

Q 不幸な看取りを避けるため、病状が急変した場合の救急車の呼び出しについては、どのようなことに気をつければよいでしょうか。

A 予後が週単位と考えられる場合、今後の経過を家族に説明するなかで突然の別れがあることを説明しておき、目撃なしの心肺停止では救急車を呼ばないことを徹底します。

■ 解説

末期がんにおいては、亡くなる1〜2か月前より、徐々に食思不振、痩せなどの悪液質による全身の衰退症状が進行し、徐々にADLが低下していきます。2週間〜10日前にはベッドから立てなくなり、床につくことが多くなります。また、1週間〜10日前には、目の力がなくなり、徐々に朦朧とし、眠っている時間が増えていきます。

多くの患者は、このような経過で徐々に死に向かうことが多いのですが、末期がん患者の一部（10数％）は、このような経過をたどらず、予測しない急変を経験することがあります。

障害がある高齢者の目撃なしの院外心肺停止では、まず回復しないこ

とがわかっています。同様に予後が週単位の進行した末期がんの患者に、目撃なしの心肺停止が起こった場合、救命される確率はほとんどゼロに近いと考えられます。心肺停止で救急車をコールした場合、警察に自動的に連絡がはいり、検案となる場合も少なくなく、穏やかな看取りの場面が台無しになってしまいます。週単位の予後と推定される場合は、息を引き取る瞬間に立ち会えないこともあることを事前に家族に話しておき、かかわる人すべてに救急車を呼ばないことを徹底しておく必要があります。

　一方、がんが月単位の予後が期待できる場合で、オンコロジーエマージェンシーが起こった場合や、高齢者でがん以外の併存疾患が増悪して急変した場合などは、非常に判断が難しくなりますが、基本的には在宅医を緊急コールし、搬送の判断をすべきと考えられます。今までの経緯を知らない病院に搬送された場合、末期ということで適正な治療を拒否されたり、苦痛に対応してもらえなかったり、逆に望んでいなかった医療行為をされたりということが起こりえます。在宅医や訪問看護師は、救急医にこれまでの経過と患者・家族の意思について、正しく伝える必要があります。場合によっては、事前に救急用のサマリーをつくっておき、携帯させるのもよいでしょう。

19 介護保険の活用方法

Q 40歳から64歳までの医療保険加入者で、がん末期の方であれば介護保険の第二号被保険者の対象となります。在宅の場で介護保険制度をどのように活用することができるのでしょうか。

A 　がんは症状の変化や身体的変化をきたしやすいので、スムーズにサービスにつなげるためにも介護保険は重要な制度です。市区町村によって違いはありますが、介護保険は申請してから認定が下りるまでに1か月近くの時間がかかります。まだ動けていても早めに申請をし、病状の変化があったらすぐにサービスが利用できるようにしておくことがお勧めです。

　また、居宅療養管理指導も利用できるため、医療費の負担も若干抑えられます。特に医療保険3割負担の患者は、居宅療養管理指導は介護保険になるので、1〜2割負担（月に2回が限度）となります。

■ 解説

　本人がまだ動けるので、介護が必要と判定されないだろうと考え申請していない場合もありますが、主治医意見書で末期病名の記載があれば、自立と判定されることは少ないと考えられます。また、市区町村によっても若干違いますが、通常よりも早く審査会を開催してもらえるため、主治医意見書の提出がスムーズであれば、介護度も早めにわかります。動けるときは介護度が低く出ますが、体調悪化時には介護度の区分変更も可能です。

　自宅で療養するなかで、病状が安定している時は外出や遠出を計画す

る場合があるかと思います。近隣への買い物でも、遠方に泊まりに行くにしても体力的にきついときなどは車いすもレンタルでき、福祉用具を利用することでQOLを保つことも可能です。ベッドに関しては介護度が低いときは、主治医に軽度者申請の書類を書いてもらえばレンタルすることができます。

　介護保険を申請しても、調子がよい時は使わなくても大丈夫です。定期的にケアマネジャーが訪問し病状のアセスメントをしながら、医療職と連携し必要な時にすぐにサービスが利用できるようにしていきます。がんの特徴でもありますが、急に病状の変化が起こり、動けなくなることもあります。介護力に合わせて訪問介護や入浴サービスなども利用できます。また、ベッドも苦痛の緩和ができるように、褥瘡予防マットレスから高機能のエアマットまでさまざまな種類があります。病気に合わせたマットレスの選定もできます。なお、サービスは介護保険で利用できますが、訪問看護はがん末期の場合は医療保険での訪問となります。医療的ケアや、病状に合わせて訪問回数は変わります。

　費用面に関しては、自己負担額が1割のことが多いですが、所得に応じた負担割合があります。介護保険負担割合証を必ず確認してください。在宅において介護保険を利用するメリットとしては、居宅療養管理指導があります。居宅療養管理指導とは、病気により通院が困難となった患者に対し、医師、薬剤師、歯科医師、歯科衛生士が自宅を訪問し、健康管理や指導を行うものです。最大のメリットは、自宅にいながら専門職から指導をしてもらえることです。利用回数は月に2回までと決まっています。それ以外は別途料金がかかりますので利用の際は必ず確認してください。主な指導内容は次のとおりです。
・医師、歯科医師による管理指導
　診断に基づく継続的な病状管理や指導を行います。病状など、ケアプラン作成時に必要な情報を随時ケアマネジャーへ報告（診療レポートなど）することも、サービスの内容に含まれます。

・薬剤師による管理指導

　処方されている薬の管理や服薬アドバイスをします。薬局にもよりますが、医療物品の手配や、クリーンルームのある所は点滴の薬剤混注も行います。輸液ポンプのレンタルなどをしてくれるところもあります。

・管理栄養士による管理指導

　医師の指示のもと、栄養計画を作成します。少しでも食べられるような相談もできます。

・歯科衛生士による管理指導

　口腔内の清掃や、嚥下機能の回復についてなどのアドバイスを行います。

20 ソーシャルペイン

> **Q** 医療費の自己負担が3割の方に対して、どのような経済的な支援がありますか？

> **A** 患者が加入する医療保険制度に基づく医療費負担軽減制度の活用のほか、身体障害者手帳を用いた医療費負担割合の変更等の方法があります。

■ 解説

現行の医療保険制度では、小学校入学以後70歳未満の方は3割負担、70歳以上の方は2割負担、後期高齢者医療制度の対象となる75歳以上の方では1割負担といった年齢によって異なる医療費の負担割合が設けられています（70歳以上で現役並みの所得がある方については、3割負担が適用）。この内、特に70歳未満で就労世代にある患者への終末期のケアに際しては、その方が収入の手立てを失いつつも、高額な医療費負担をしている可能性があることへの理解が重要となります。訪問看護を含む在宅医療サービスへの医療費の支払いが、終末期のケアを受ける患者にとっての社会的な痛みとならないよう、各種医療保険制度等に位置づけられる負担軽減の制度を適宜、患者・家族へとアナウンスできるようにしておくことが必要です。

1 70歳未満の方で、利用が想定できる医療費負担軽減制度

1 ■ 高額療養費制度

　患者自身の医療費の負担は、患者の前年度の収入に応じて定められた毎月の「自己負担限度額」（以下、限度額）を頭打ちにしています（**表2-4**）。高額療養費制度とは、この限度額を超えて患者が支払った医療費が、保険者から患者へ払い戻される仕組みのことをいいます。各医療機関から保険者への医療費請求の後、高額療養費に該当することを保険者が確認すると、約3か月後に患者への通知がされます。この通知を受け、手続きを行うことで、限度額を超えて支払った医療費が払い戻されます。

　70歳未満の方の場合、訪問診療医療機関・訪問看護ステーションな

表2-4　70歳未満の方の自己負担限度額（健康保険制度）

所得区分		1か月の自己負担限度額	
		3回目まで	「多数該当」4回目以降
上位所得	区分ア（標準報酬月額83万円以上の方）	252,600円 医療費実費が842,000円を超えた場合は、それを超えた分の1％を加算	140,100円
	区分イ（標準報酬月額53万〜79万円の方）	167,400円 医療費実費が558,000円を超えた場合は、それを超えた分の1％を加算	93,000円
一般所得	区分ウ（標準報酬月額28万〜50万円の方）	80,100円 医療費実費が267,000円を超えた場合は、それを超えた分の1％を加算	44,400円
	区分エ（標準報酬月額26万円以下の方）	57,600円	44,400円
区分オ（低所得者）（被保険者が市区町村民税の非課税者等）		35,400円	24,600円

ど、それぞれの医療機関に支払った医療費が、月あたり2万1000円を超えたものに関しては、保険者にて合算され、それが限度額に達していれば、高額療養費制度に基づき超えた分が払い戻される仕組みとなっています。

2 ■ 限度額適用認定証

限度額適用認定証は、あらかじめ患者が利用する医療機関に証書を提示しておくことによって、窓口での支払いを限度額にとどめることができるものです。そのため、毎月の医療費の支払いの際、限度額以上に高額のお金を準備する必要がなくなります。また、高額療養費制度の払い戻し手続きをする手間が省けます。

限度額適用認定証は、患者が加入する各保険者への申請が必要となります。申請をした月の日の医療費から、制度の対象となるため、利用希望のある患者・家族へは、適宜、申請の案内ができるとよいでしょう。なお、手続きには医療保険証と印鑑が必要です。

3 ■ 多数該当

がん末期の患者等については、その多くが専門病院などでの外来通院・入院治療などをするなかで、高額の医療費を継続して支払っている経過が確認できます。そのため、訪問看護を利用する時点では、限度額が「多数該当」の状況にあてはまる場合があります。

「多数該当」とは、直近の過去1年間に3回以上、高額療養費制度の支給を受けられる状態にあるか、または「限度額適用認定証」の限度額の支払いをした時、4回目以降は、限度額の金額が低減される状況を指します（**表2-4**の多数該当の上限額が適用となります）。

なお、厚生労働省の通知では、医療機関が各患者について「多数該当」である状況を確認できれば、当該の患者に対し、「多数該当」の金額までの支払い請求が可能としています。

4 ■ 身体障害者手帳に関連する医療費助成

　疾患に伴う身体状況の変化をきっかけに身体障害者手帳を取得された方の内、等級が1・2級または内部障害で3級等の状況にある方で、かつ所得制限の条件にあてはまらない方については、重度心身障害者医療費助成制度の対象になる場合があります。この制度の対象となると、医療費負担が1割負担（住民税非課税者であると負担なし）となり、医療費の負担が軽減されます。この制度は、実施主体が都道府県であり、制度対象の条件などが各自治体によって異なるため、制度利用の詳細については確認が必要です。

2 70歳以上、75歳未満の方で、利用が想定できる医療費負担軽減制度

　当該の年代の方については、自らが加入する国民健康保険や健康保険等の保険者より高齢受給者証が交付され、一般所得者（2割負担）については70歳未満の方とは異なる限度額が適用となります。これらの年代でかつ3割負担の方（現役並みの所得がある方）が活用できる制度については、上述した限度額適用認定証および「多数該当」の利用が想定されます。

　高齢受給者証を窓口に提示した3割負担の方の場合は、**表2−5**に示す「現役並み所得Ⅲ」の限度額が適用されますが、当該の患者が「現役並み所得Ⅰ」または「現役並み所得Ⅱ」の所得区分に該当する状況である場合、「限度額適用認定証」を取得し、医療機関へ提示することで、それぞれの区分に基づく限度額が窓口において適用となります。

表2–5 **70歳以上、75歳未満の方の自己負担限度額（国民健康保険、自己負担割合が3割の方）**

所得区分	1か月の自己負担限度額	
	3回目まで	「多数該当」4回目以降
現役並み所得Ⅲ（課税所得690万円以上）	252,600円 医療費実費が842,000円を超えた場合は、それを超えた分の1％を加算	140,100円
現役並み所得Ⅱ（課税所得380万円以上）	167,400円 医療費実費が558,000円を超えた場合は、それを超えた分の1％を加算	93,000円
現役並み所得Ⅰ（課税所得145万円以上）	80,100円 医療費実費が267,000円を超えた場合は、それを超えた分の1％を加算	44,400円

3 75歳以上の方の利用が想定できる医療費負担軽減制度

　75歳以上の方は、加入する医療保険制度が、後期高齢者医療制度に統一されます。そのため、医療費負担軽減の申請等窓口は、各自治体の後期高齢者医療の担当窓口に集約されることになります。「後期高齢者医療制度」において3割負担が適用される方の限度額の区分は、高齢受給者証において規定されるものと同様であり、利用が想定される医療費負担軽減制度も同じく限度額適用認定証および「多数該当」が考えられます。限度額適用認定証の扱いについては、70歳以上、75歳未満の方と同じですが、申請窓口が異なる点に注意が必要です。

21 在宅がん医療総合診療料について

Q 医療機関が在宅がん医療診療料を算定している利用者に訪問看護を行った場合、訪問看護に要した費用についてはどのように支払われるのでしょうか？
また医療機関とは何らかの契約書を交わしたほうがよいでしょうか？

A 在宅がん医療総合診療料は、居宅で療養している末期がん患者に対して、在宅支援診療所（在支診）、在宅支援病院（在支病）が計画的な医学管理の下に総合的な医療を提供した場合に算定できます。

医療機関と訪問看護の費用を包括した「丸め」の点数です。①病床を有する機能強化型、②病床を有しない機能強化型、③機能強化型でない在支診・在支病の３パターンで１日あたりの点数が設定されています（**表2-6**）。日曜日を起算として１週間単位で算定し、①訪問診療回数が週１回以上、②訪問看護回数が週１回以上、③医療機関と訪問看護の合計日数が週４日以上をすべて満たすという決まりがあります。

在宅がん医療総合診療料は包括払いのため、訪問看護の費用は、医療機関に請求します。そのため、訪問看護ステーションとの契約を取り交わすことが望ましいです。

■ 解説

がん末期は医療と介護にかかる費用がかさみます。年金で生活をしている方、自己負担３割の方などは、医療費にかかわる費用が生活を圧迫

表2-6 **在宅がん医療総合診療料（1日につき）**

1　機能強化型在支診・在支病（病床あり）	
①　院外処方箋を交付する場合	1800点
②　院外処方箋を交付しない場合	2000点
2　機能強化型在支診・在支病（病床なし）	
①　院外処方箋を交付する場合	1650点
②　院外処方箋を交付しない場合	1850点
3　在支診・在支病	
①　院外処方箋を交付する場合	1495点
②　院外処方箋を交付しない場合	1685点

するため、利用を控えてしまう場合があります。病状の進行に伴い医療や介護の必要量が増えることが予測されますが、通常は、医療機関も、訪問看護も別々に料金が発生しますが、在宅がん医療診療料は、包括報酬になるため患者が訪問看護の利用料を支払う事はありません。そして医療者の介入が増えることで看取りへの支援が可能となります。

○在宅がん医療総合診療料の算定可否の例

①　訪問診療回数が週1回以上

②　訪問看護回数が週1回以上

③　訪問診療と訪問看護の合計日数が週4日以上

＊別に算定できるもの

①　死亡診断加算（200点）

②　緊急に往診を行った場合の往診料

③　同一月の在宅がん医療総合診療料の算定日の前日までに算定された検体検査判断料

④　在宅ターミナルケア加算、酸素療法加算、看取り加算

○算定のポイント

①　医療機関と訪問看護ステーションの訪問日が、合わせて週4日ないと算定できません。同日に訪問することはできますが、日数のカ

表2-7　在宅がん医療総合診療料の算定可否の例

日	月	火	水	木	金	土	訪問診療と訪問看護の合計訪問回数		算定
一	○	－	－	○	○	☆	計4回	週4回	可
一	☆	☆	－	☆	－	☆	計4回	週4回	不可
一	☆	－	○ ○	－	○ ☆	－	計5回	週3回	不可
☆	○	－	○	○	－	○	計5回	週5回	可
一	一	一退院	☆ ○	○	○		計4回	週3回	不可

☆　医療機関　○訪問看護

ウントは1日となります。合計で5回訪問していたとしても、日数のカウントになるので4日は必ず訪問しなければなりません。

② 　1週間単位（日曜日〜土曜日）で算定するので、入院退院などで週の途中からの訪問の場合、訪問回数が満たせず医療保険での算定に切り替えることがあります。契約時に説明しておく必要があります。

③ 　医療機関は在宅がん医療総合診療料の包括報酬で、管理料が算定できません。重症度が上がるにつれコストがかさみます。訪問看護は看取りが近くなると訪問頻度が増えたり、複数回訪問を行うため、医療機関の診療報酬が低くなることが見込まれます。訪問看護ステーションは費用を医療機関に請求するため、看護の必要性を医療機関と相談し、適切な訪問回数を検討してください。医療機関によっては、訪問看護を利用することで診療報酬が低くなることを考え、制度を適用させてくれない場合や、訪問したすべての支払いを許可してもらえない場合もあります。事前の契約で詳細を取り決めておくことを勧めます。

第 **3** 章

実践事例

1 介護者による主体的なケアへの支援と悲嘆へのケア

事例紹介

●本人の状況

Aさん、70歳代男性。

●病歴

今まで大きな病気はしてきませんでした。内科にときどきかかる程度で、健康上の大きな問題は抱えていませんでした。

現在は、進行性胃がん、肝転移にて、抗がん剤治療中。治療中に脳梗塞を発症し、右不全麻痺が出現。急性期・慢性期リハビリを終え、杖歩行ができるまでに回復していました。徐々に胃・食道へのがんの浸潤から、通過障害がみられ始めていました。余命は3か月と言われています。

●身体的状況

抗がん剤治療中の脳梗塞発症により、機能的に不自由な状況になっていました。消化管狭窄により経口摂取での栄養が摂れなくなり、CVポートが造設されています。唾液の飲み込みも困難になってきています。

●家族の状況

夫婦2人暮らし。家族経営の自営業で、介護者である妻が主要な仕事をこなしていたため、仕事と介護を両立させなければなりませんでした。

1 事例

抗がん剤治療をしていたAさんですが、脳梗塞により障害をもちながら再度がん治療を再開することを望まず、緩和ケアに切り替え在宅療養を始めました。介護者は、家族経営の自営業を営んでおり、Aさんの退院当初は家族や社員に仕事を任せていましたが、病状の安定とともに仕

事復帰もしていきました。

　退院直後は自力での車いす移動が可能でしたが、高カロリー輸液による高血糖で意識障害をきたしたため、高カロリー輸液の見直しと、インシュリン療法、血糖測定が開始されました。Ａさんは退院後の変化に、今後の在宅療養への不安感をもち始め気持ちが揺れ動いていました。

　また、消化管狭窄から誤嚥をしやすく、慢性的な肺炎状態にも陥り、痰の量が増え苦痛が出現していました。幸いにも痛みの出現はありませんでしたが、徐々に悪液質状態になるにつれ、るいそうが進行し、褥瘡の発生も認め、処置が必要な状態となりました。他にも浮腫の出現や便秘などの排泄の問題も出現しましたが、症状緩和のためのケアを介護者が自立して行い、最期まで家で看取ることができました。訪問看護師が介護者のケアの自立を促すことで満足度の高い看取りが行えた事例です。

2 アセスメントのポイント

①疾患から起こり得ることを予測すること。
②予測されたことへの予防的なケアの提供とケアの根拠を説明し、その効果を示すこと。
③家族のこれまでの治療の経過や思いを知ること。
④家族としてのあり方を知り、夫婦の関係性を知ること。
⑤介護者の理解力と介護力を見極めること。介護への思いも知ること。
⑥経済状況などの把握をすること。

3 看護計画

1 ■ 通過障害により誤嚥性肺炎を繰り返す

①呼吸状態の観察を行い、介護者にも変化の見方を説明し、異常時は対応できるよう緊急連絡体制を常に確認しておく。

②口腔ケアを徹底する。経済状況によりケア用品が整えられない場合は、代用手段を提案しておく。口腔内清拭に、クッキングペーパーを利用する。

③有効な排痰を行う。排痰には吸引も行うことになるが、必要最小限になるように、肺ケアを実施する（モビライゼーション、スクイージング）。

④呼吸が楽に感じられるように、温タオルにハッカ油をしみこませたものを当てて、呼吸の緩和に努める。

2 ▪ CVポート（皮下埋め込み型ポート）からの高カロリー輸液実施

①輸液交換の指導、ポンプトラブルの指導。

②栄養管理、輸液量管理。

3 ▪ 終末期褥瘡の発生

①処置。

②ポジショニング、背抜き。

③高機能褥瘡予防マットレスの導入。

4 ▪ 介護と仕事の両立、悲嘆へのケア

①生活リズムと仕事の状況を把握し、それに合わせたサービスの組み立てを行う。

②介護者の体調管理、悲嘆へのケア。

4 看護の展開

1 ▪ 口腔ケアと痰の吸引

胃がんによる通過障害からの誤嚥性肺炎が予測されました。そのた

め、退院時より口腔ケアを励行しました。口腔ケア用品は、自宅にある
ものを活用しました。歯磨きウエットティッシュかクッキングペーパー
を市販のうがい薬に浸して、口腔内の清拭を行いました。唾液の嚥下も
難しくなっていたので、口腔内をきれいにすることは肺炎の予防にもつ
ながります。また、介護者である妻は訪問看護師が使う物品を仕事の合
間につくってくれており、自身がケアを行う際にも使用していました。

　貯留した唾液や、痰を吸引することは必要なケアでしたが、Ａさんに
とって苦しいケアの一つです。少しでも少ない回数で有効に痰を引くた
めに、ハッカ油の入ったお湯でタオルを絞り、胸部に当て、温めながら
モビライゼーションやスクイージングを行いました。ハッカは芳香浴に
もつながり、呼吸を楽に感じさせてくれる効果があります。痰がしっか
り上がってきたところで吸引をすると、その後、楽な時間を長く保つこ
とができます。妻は訪問時看護師が行うケアを見ており、訪問看護師が
来ない時は自ら胸を温めるケアを実施してくれていました。

　ただし、日常的に吸引が必要であったことから、妻に吸引指導を行い
ました。最初は口腔内からしかできませんでしたが、鼻からの吸引のほ
うが痰が引けて楽になることを目の当たりにしたことで、徐々に鼻から
の吸引に対しても、必要性を理解し、できるようになりました。

　妻は自分の仕事と、２人の時間をつくるために看護師の訪問回数を減
らすことを希望しました。そこで、訪問看護師が来なくても同じことが
できるようにケアを覚えることで、訪問看護師が訪問しない時間のほう
が圧倒的に長くなっていきました。呼吸状態の見方を妻に伝えておいた
ことで慌てずにその様子を観察することもでき、訪問看護師が訪問した
時に、それまでの状況やどのような対処をしたのかも聞くようにしてい
ました。

　悩んだ時などは緊急電話での相談にいつでも乗ることで、訪問看護師
が来ない時間も安心して過ごせている、いつでも来てもらえるから看て
いられると思っていたようです。

2 ■ CVポート（皮下埋め込み型ポート）への対応

　高血糖により、思いがけず血糖測定という医療手技を覚えなければならない事態になりました。Aさんの意識状態が悪かったため、このまま最期を迎えてしまうのかもしれないと妻は大きな不安を抱えていました。不安が大きい時は訪問頻度を増やし、妻の不安に寄り添い、話をよく聞いていきました。

　CVポート（皮下埋め込み型ポート）は、退院時より介護者がやらなければならない医療的ケアです。妻は点滴の交換などもスムーズにできていましたが、仕事をしながらの介護であったため、ときどき輸液交換の時間を過ぎてしまい、ポンプアラームが鳴ることがありました。点滴ルートのエア抜きなど、できないものもありましたが、訪問看護師が緊急対応することで安心してくれました。夜中に緊急訪問をした際にはコーヒーを入れて労ってくれましたが、「夜中にコーヒーなんて眠れなくなるわね」と冗談も交えながら日々の輸液管理も行っていました。

　看取りが近づくにつれて、浮腫が見られ始めたため、医師に相談しながら輸液量の調整をしていきました。輸液量を少なくすることは、分泌物を減らすことにつながります。

3 ■ 褥瘡へのケア

　輸液量を減らすということは、栄養の量も減るということです。るいそうが進んでくると、より褥瘡を形成しやすくなります。ほんの少しの傷が一気に大きな褥瘡へと変化してしまうことも珍しくありません。終末期の褥瘡は治癒が難しく、最大限褥瘡をつくらないよう、エアマットの調整や、ポジショニングが重要になります。

　支援のためのサービスが増えるほど、ポジショニングは崩れやすくなります。基本のポジショニングが誰でもできるよう写真にしておくとよいでしょう。また、忘れがちなのは背抜きです。ケアの最後には、必ず背抜きをして圧の解除をしていくことが重要です。Aさんも、終末期褥

瘡を形成してしまい、最期まで褥瘡ケアが必要となりました。ただ、褥瘡が治らない場合の目標は感染させないことですので、最後まで感染することなく経過しました。褥瘡の処置は妻一人では難しいため、訪問看護師が来た時に行いました。妻は身体を支えてくれるなどの協力をしてくれました。

4 ■ 排泄についてのケア

　病状が安定すると、夫婦の会話ができるようになりました。自営業だったため、時間の融通は利かせることができました。妻でなければならない仕事もあり、介護の時間の合間を見て、仕事もこなしていました。当初、ヘルパーに毎日オムツ交換をお願いしていましたが、妻もオムツ交換ができるのと、仕事の合間にヘルパーが来ることに負担を感じていました。誰もが負担軽減を目的に、ヘルパーを入れることは考えますが、負担に感じることは人それぞれであることを考えることも重要です。

　排便は経口摂取をしていなくても出ます。排便頻度は少ないですが、訪問時は腹部の聴診、触診を行います。胃がんなど腹腔内にがんがある場合は、イレウスのリスクがあることを忘れてはいけません。排便が自立で出せなかったのと妻も浣腸ができなかったため、訪問時に排便を出すようにしていました。

5 ■ 訪問看護の頻度

　病状安定後は訪問看護師の行うケアや吸引も妻ができるようになっていたため、訪問看護の回数も週３回と減らしました。何かあったら訪問看護師が緊急対応してくれるということも、安心感につながっていたようです。また、訪問看護師が行うケアがどんな意味をもつのか理解していたことで、自立してケアを行うことができたと思われます。余命３か月を超え６か月近い時間を過ごすなかで、当初揺らいでいた妻の気持ち

は薄れていきました。妻は、「自分の誕生日まで待ってくれてるのかもね」と笑いながらＡさんの最期を迎えました。

5 事例の振り返り

　自宅で看取りをするうえでの障害として、「状態の悪化が不安」という点があります。今回の事例のように、退院当初から状態の変化が見られたときに不安となり、自宅での介護を断念する方もいます。症状緩和をするうえで、「予測すること」「対処方法を伝えること」が大事になります。事例でも、高血糖に対してインシュリン療法で必ずよくなるという見通しを立ててあげることが、安心材料になりました。目に見えて血糖値が下がったことも、より安心できた事柄でした。ＣＶポートのトラブルや状態の変化など、24時間対応できる体制をとることで、介護者の安心につながりました。

　症状に対するケアでは、今後の予測も含めて説明し、ケアの根拠を伝えることが大事になります。訪問看護師が行うケアが、Ａさんにとって心地よいケアであり、なおかつその効果も示していく必要があります。Ａさんの苦痛は妻の苦痛にもなるということを忘れてはいけません。Ａさんにとって誤嚥性肺炎は、起こり得ることとして最初から本人や家族に伝えていきました。口腔ケア、吸引の指導は訪問時に説明したり、実施してもらったりしました。ハッカ油による温タオル、排痰ケアの必要性は説明していましたが、当初は介護者に実施してもらうつもりはありませんでした。しかし、「訪問看護師が来ない時に、苦しくなるのはかわいそうだからやらないとね」と妻は話し、訪問看護師が行うケアをしていました。これは、訪問看護師のケアがＡさんの苦痛を緩和するということを、妻が認識していたための言葉と思われます。また、妻でもできる簡単なケアであることも、ケアの継続性につながったと考えます。

　在宅でのサービスを考えるときに、何に困っていてどうしていきたい

のかをしっかりと確認していく必要があります。Aさんの状態や介護者である妻の不安を考えて、訪問頻度をその都度変えていくことは重要です。必要な時は訪問頻度を増やし、安定したら頻度を減らすなど状況に合わせて変えていきます。サービスが家族の時間を奪ってはいけません。がんの末期だからといって、オムツ交換や安否確認にヘルパーを帯で入れることが比較的見受けられます。訪問看護も、毎日、朝、晩と訪問をしているところもあると聞きます。そして、最期が近づくにつれて、訪問頻度が多くなってしまいがちです。しかし、何が負担なのかは本人や家族に聞いてみなければわかりません。妻は、仕事も続けなければならないことから、人が来ることでの時間の制約がストレスになっていました。セルフマネジメントができる人でしたので、介護者の力量をアセスメントすることもとても重要といえます。

　自宅で看取ることのよい点は、日常がそこにあることです。Aさんにとって、妻と一緒に始めた仕事に妻が出かけていく姿は、日常であったのかもしれません。妻はよく仕事の話をAさんにしていました。2人にしかわからないものがあるのでしょう。そんな日常会話から、最期の話をお互いにしたりすることもあるので、日常がいかに大事かわかります。もちろん、申し訳ないという気持ちなども生まれていたかもしれませんが、お互いの気持ちを話せる時間を生み出すことが大切です。妻がその時間を大切にしていたことが、悲嘆の軽減にもつながっていたと考えられます。

　Aさんのケースは、妻のバイタリティーの高さがあってこそでした。在宅で看取りをするうえで、家族の力はなくてはなりません。介護者によってできることはさまざまですので、介護力を見極めることが非常に重要となります。訪問看護師は家族だからといって何かをさせるのではありません。訪問看護師が行うケアは、家族に影響を与えることを認識する必要があります。ケアが苦痛の緩和につながること、心地よいケアであることなどを実感してもらうことで、主体的にケアにかかわっても

らえる支援につながると考えます。そして、何か変化があったときはいつでも相談に乗り、訪問することができるという支援が、介護者の力を強化していくものにつながると思われます。介護力によっては何もできないと、嘆かれる方もいます。しかし、そばにいること、触れること、声をかけることもできることであると伝えて欲しいです。それが悲嘆のケアにもつながると思います。

2 「最後まで家で過ごしたい」を支える痛みの緩和と家族ケア

> **事例紹介**
>
> **●本人の状況**
>
> 　Bさん、80歳男性、大阪府出身。
>
> **●病歴**
>
> 　〇年、健康診断でPSA高値を認め、A病院を受診し、前立腺がんと診断されました。化学療法を開始し、2年後に骨転移が見つかり放射線治療を行いました。
>
> 　その後、肺への転移も見つかり、新しい抗がん剤を試しますが体に合わず中断。医師より余命は1年ほどであると説明を受け、自宅での緩和ケアを希望しました。これにともない、訪問診療、訪問看護が導入となりました。
>
> **●家族の状況**
>
> 　5歳年下の妻と2人暮らし。大阪で鉄鋼関係の仕事を営んでいました。退職後、息子が住む都内に転居しています。

1 アセスメントのポイント

①トータルペイン（身体的・精神的・社会的・スピリチュアル）の把握と、緩和するための方法を明確化していく。

②チームアプローチによってBさんを支援していく。

2 看護計画

①本人の人となりを傾聴し、心身両面から望ましい環境を目指す。

②身体的苦痛に関する情報を医師やご家族と共有し、緩和できるよう努める（薬剤調整・ケア方法）。

③予測される状況に予防的に関わる（ADL の低下や、状態変化の際に必要な支援体制の構築（物理的・人的環境））。

④ご家族へのケア（グリーフケアを行いつつ、日々のケア方法に関する情報提供やレスパイトの調整）

3 看護の展開

1 ■ 訪問看護の開始から1か月

1 Bさんの状況

ADLは自立。るいそうは著明。骨転移に伴う腰痛は、ロキソプロフェンナトリウム水和物（ロキソニン）60mgで緩和されていました。筋力低下はありましたが、日中は居間で過ごせる状況でした。子どもが幼少期から使っていたベッドの足を自分で切り、ライトや棚を取り付けるなどして調整し使っていました。Bさんは「たまに胃が痛む。痛みよりもだるさがつらい。孫が来ると元気になれる。気分転換になるからかな…。私は浄土真宗なんです。だから、死ぬことは自然な成り行きだと思えます。宗教をもっているからか、怖さがないというか…。息子達も、年始にここに来るとお経を唱えてくれる。それが本当に嬉しいんです。自分の後ろ姿を見てくれてたんかなと思うんです」「自宅で亡くなると事故物件のような扱いになるんかな…。そうなったら、周りに迷惑をかけて申し訳ないと思う」と語っていました。

2 訪問看護による支援

①自律が脅かされる状況のなかで、人生の意味を実感できる宗教の教えに救いを求めているのではないかと考えました。訪問時に人生観や宗教観を語っていただくことで、抱えている苦悩を自身で整理できるように努めました。

②現在の生活状況と苦痛症状、ロキソプロフェンナトリウム水和物（ロキソニン）の使用頻度に関してチームで情報共有しました。

③褥瘡のリスクが高く、介護ベッドや褥瘡予防マットレスへの交換が必要でした。保清に関しても、訪問入浴や訪問看護での入浴介助を勧めました。

どちらも受け入れ難いようでしたので、折を見ての調整としました。

④痛みの緩和はできていましたが、今後、苦痛が増すのではないかという不安がある様子でした。週1回の訪問から開始し、適宜、訪問頻度の調整が可能であること、不安がある際は24時間連絡がとれる体制であることを伝えました。

2 ■ 訪問看護の開始から2か月

1 Bさんの状況

室内で転倒し、前腕にスキンテアができました。「このだるさはどこからくるんかな。もう薬はいらない」と話し、妻はBさんのつらさや思いをどう支えていいのかわからない様子でした。訪問看護師の帰り際、マンションの外でエンゼルケアについて聞きたいと話され、葬儀社と訪問看護師が行うケアの違いについて説明しました。妻は「主人の父が病院の処置台の上で、裸にされて、誰に付き添われることもなく、色んな物につながれて亡くなったんです。可哀相な亡くなり方だと思っていましたから、できることなら自宅でと考えています」と話されました。

2 訪問看護による支援

①転倒したことで、自身の病状の進行や廃用を自覚し、今後の療養で妻に頼らざるをえない苦悩から自暴自棄になっているのではないかと考えました。家庭内での夫婦の力関係や役割の変化を納得できるよう、自身がこれまで家族に尽くしてきた歴史を傾聴しました。

②倦怠感と抑うつ緩和のためにタッチセラピーを実施しましたが、揉み返しがくるとのことでした。他者にケアを受ける苦悩やコロナ禍で触

れられるケアへの抵抗感もあるのではないかと考えました。

③転倒を防ぐために、寝室に立ち上がり補助用手すり（タッチアップ）を設置しました。

④妻は、体力の低下とともに気力もなくなっていくＢさんを看ながら、死について考えているようでした。死ぬ時は苦しむのではないかという不安があるようでしたので、これから予測される状態とケアについて説明し、苦痛の緩和は可能であると伝えました。

3 ■ 訪問看護の開始から3か月

1 Ｂさんの状況

臥床することが多くなり、背部の骨突出部に発赤ができました。排便調整は、連日センノシド12mgを服用して、３日に一度の頻度でした。スッキリ感がなく２錠服用した夜には、水様便を数回失禁する状況になり心理的負担が大きかったようです。

　Ｂさんの不安感が強いため、訪問看護予定日前に連絡を受けて訪問したこともありました。下肢が麻痺した感覚になり、足が前へ出なくなりました。不安感が大きく、別室にいる妻を携帯電話でたびたび呼んでいました。訪問看護師が来る日は少し気分が上がるようですが、抑うつが常にある様子でした。コロナ禍で孫とも会えない状況でした。Ｂさんは、「ベッドにいる時間が長くなりました。妻が買い物に行くと怖いんです。先に死なれたら怖い…。このベッドじゃ（介護ベッド）よう寝られへん…」と語っていました。

2 訪問看護による支援

① ADLの低下とともに、自分ひとりでは生活ができないことを自覚している様子でした。

　妻がそばにいることが唯一の安心感につながっていました。妻を頼る一方で、負担をかけて申し訳ないという思いも抱えているようでした。訪問時には、宗教の教えについて聴くことで、心理的な負担の軽

減に努めました。

②排泄に関するトラブルが起こらないよう、緩下剤の調整を行いました。下肢の感覚異常は、オンコロジーエマージェンシーを視野に医師に報告しました。入院、精査は希望されないとのことで、転倒に備える環境調整としました。

③褥瘡対策が必要なため、Bさんは望みませんでしたが、介護ベッド、除圧マットレスを導入しました。

④排泄に関連する心身の負担がありました。心地よい排泄を目指しつつ、介護負担を軽減するために、オムツ交換の方法や当て方を工夫しました。

4 ■ 訪問看護の開始から4か月

1 Bさんの状況

「食事はほんの少しです。あまり味がしません」と話し、茶碗蒸しや果物、アイスなど食べられる物を少量摂っている状況でした。また、尿が出にくいということでした。

妻によるシャワー浴の頻度も、週1回程度になり、皮膚の痒みや乾燥もありました。妻は、大きな人を相手にするので、いつも大汗をかいて力が入り、「もう少し優しく、静かに、ゆっくりしてくれ」とBさんに言われていたそうです。

2 訪問看護による支援

①日々の暮らしが大変な様子でした。支援を受け入れる心理的負担よりも、身体的な苦痛（だるさ）が先立つ状況でした。傍らで、Bさんの思いを想像しながら対話し、ともにいるように努めました。

②高カロリーの補食は好まなかったため処方せず、食事は、摂れる時に摂れる物をと説明しました。腹部エコーで残尿を確認しましたが、50ml程度でした。尿が出にくいというのは、水分摂取量の不足によるものでした。季節は夏になるため、脱水が懸念されました。

③保清ケアに支援を要していました。再度、訪問入浴や清拭、部分洗浄を提案しましたが、受け入れ難い様子でした。妻の介助負担も考え、バスチェアを勧めましたが、そちらも要らないとのことでした。

④身体的ケアを介護サービスに移行できず、妻の負担が大きい状況でした。Bさんが家族以外のケアを望まない気持ちを汲み、寄り添いつつ、介入のきっかけを待ちました。

5 ■ 訪問看護の開始から5か月

1 Bさんの状況

ADL全介助になりました。訪問看護による清潔ケアを受け入れてもらえ、訪問入浴も利用するようになりました。食事は固形物が摂れず、果汁やはちみつを舐めている状況でした。傾眠傾向があり、夜間に「虫が見える！」と落ち着かなくなり、妻が殺虫剤と称して芳香剤をまいたこともあったそうです。

1日の水分量も250mlほどになりました。痰がらみがあり、自身で出せず苦しそうな様子でした。「身体を洗ってもらうのは、お母さんに洗ってもらってからはないな〜。懐かしい。（訪問入浴は）もう終わりにしてくれ。疲れる…」と語りました。

2 訪問看護による支援

①つらくはないと話していましたが、ケアの際に身体を動かす負担は感じているようでした。Bさんのコンディションを知るために、今から行うケア内容について説明し、同意を得て確認するようにしました。

②脱水によるせん妄も考えられ、補液での緩和を要した際に、痰の増量に伴う苦痛が懸念されました。往診医は、本人の苦痛を考慮し補液はせず、幻視に対しては、薬剤調整となりました。SpO2の低下があり、在宅酸素を導入しました。

③体位変換が困難になったため、エアマットレスに変更しました。

④吸引器を手配し、訪問看護師から妻に手技を説明しました。吸引に関

しては、Bさんも妻も不安があるようでした。「あれなん怖い。やらないと思ったけど、夜中、苦しそうな感じやったから、自然とやるようになった。やったら楽になったのがわかった。重たいの（吸引器）を取りに行ってもらって悪いな〜思ったけど、助かりました」と、後に妻は話していました。

6 ■ 死亡〜翌日

夕方、Bさんが亡くなったと訪問看護ステーションに連絡が入り、エンゼルケアに伺いました。「今日は落ち着いているな〜思って、何の気なしに部屋を覗いたら、気持ちよさそうに眠っとったんです。あまりにも気持ちがよさそうだから、おかしいと思って近づいてみたら、呼吸をしていなかったんです」と妻は話し、訪問看護師到着時、穏やかな表情でいらっしゃいました。その後、医師が到着し、死亡確認となりました。近所に住む次男の妻、大学生の孫がきて、皆で最期のケアを行いました。「まだ、お父さんはここに居て、私たちの話を聞いておられます」と家族に伝え、思い出話をしながらのエンゼルケアを心掛けました。

生前話されていた浄土真宗の話や、孫との思い出など、Bさんの生きてきた道を辿りながら、その場にいる皆が回想し語り合いました。孫に温タオルを手渡し、「手を拭いてみようか」と促すと、一瞬躊躇した様子がありましたが、「沢山遊んでもらった」と大事そうに祖父の手を拭いていました。その姿を見ながら、次男の妻は「女の子がいなかったから、孫が女の子でとてもかわいがってくれたんです」と泣きながら話されました。

装いは、妻の母が仕立ててくれた浴衣を着ることになりました。襟元の方向がわからず「左前？右前？」とうろたえていると、携帯電話で検索する医師と同行した新人訪問看護師がおり、笑う家族の姿がありました（左前が正式です）。化粧品は妻の物を使いました。本人の雰囲気に合わせた化粧を施し、これから起こる死後の身体変化について説明しま

した。綿は、直腸のみ使用し、口、鼻、耳、は行いませんでした（硬直した口を閉じたり、顔をふっくら見せる際には口に使う場合もあります）。その際、昭和の時代に、綿を詰めていた理由を説明し、ご希望があれば行う旨伝えました。また、胸の前で手を組むことに関しても、現代では個人の意向に沿う旨説明したところ、普段組んでいる自然な形がいいと話され、上腹部に軽く組む形にしました。

7 ■ 死亡から半年

　Bさんの妻を、グリーフケアを兼ねて訪問しました。「まだ、夕方になると寂しくなる。食欲のない主人が食べられるものばかり考えていましたから、1人の食事は何でもよくなってしまう。お前と2人で一番よかったと喜んでくれたので、ときどき寂しくて涙は出ますが、後悔することはありません」と話されていました。

　妻は介護しながらも、Bさんを頼り、支えられていると感じていたそうです。「主人の最期は病院で、なんて漠然と考えていたので、家で看取ることができるとは考えてもいませんでした。訪問看護師さんの「大丈夫、1人でも看取りはできますよ。私たちがお手伝いしますから」と言ってくださったのが、その時は理解できませんでしたが、私の背中を押してくださった言葉だったんだと思います。なんでも初めてのことを受け入れるのが苦手な人だったので、皆さまにもご苦労をかけましたが、もうこれ以上はダメとの見極めもできる人だったので、特に私との入浴なども大事に至らなかったのだと思います。主人は幸せだったと思う。あやかりたい」と語りました。

　妻は、在宅での療養を振り返るなかで、亡きBさんの思いを感じられることがあったそうです。Bさんは、自宅での療養を望みつつも、自分が亡き後、人が亡くなった物件として、自宅の資産価値が下がることを気にしていたのではないかとのことでした。1人になった妻は、友人らしい友人もいない東京での暮らしになります。息子との同居の話は出て

いたようですが、Ｂさんは「お母さんのしたいようにしたらいい」と話していたようです。妻は、介護の経験からも同居に躊躇する思いがあるようで、自立型高齢者施設への入所を検討していました。集めた資料を見て、金額によって生活の場が大きく変わることを知り、Ｂさんが自分を守ろうとしてくれたことを実感したそうです。

4 事例の振り返り

　Ｂさん宅には、複数の訪問看護師が訪問していましたが、予測される状況への予防的な取り組み（環境調整）に消極的で、今後が想像できる訪問看護師だからこそのジレンマを抱えていました。また、直接的なケアの受け入れが難しく、訪問看護師としてのあり方にも悩みました。訪問から戻った際には、今日の状態だけでなく訪問看護師としての思いをチームメンバーに語ることで、今後の方向性の明確化とモチベーション維持に努めました。

　訪問中、たびたび語られる「死は恐れるものではない」「自然な生の延長に死がある」というＢさんの言葉から、苦痛はスピリチュアルペインにあると考えました。テイラー（Taylor, E. J.）は、「宗教は、スピリチュアリティへの架け橋となることができる。なぜなら、宗教は人生の意味を実感できるようなものの見方や感じ方や行動のあり方を鼓舞し、人々が人生の意味深さを経験できるよう助けてくれるからである」と述べています[1]。Ｂさんは、祖母の代から受け継がれた宗教の教えを訪問看護師に語ることで、医療による命の長さの操作を望まないことを表明し、祈りにより癒されていたのではないかと思います。そして、状況の深刻さは、自身が一番わかっており、死が近づくにつれ、自律が失われる喪失感や恐怖心のなかにいたのではないかと思います。訪問看護の際には傍らに座り、体調に関することよりも、Ｂさんの人生の歴史や、思いを語ってもらうように心掛けました。それによりＢさんは、病気の自

分ではない、ありのままの自分を感じる時間を持つことができたと考えています。

Quinn（2000）は、クライエントとともにいることを通して癒しの場を創り出すことができるとナース特有の存在の仕方を明らかにしています。存在の仕方、すなわち「神聖な空間を保つ」ことは「仕事をこなす」姿勢とは明らかに異なる、癒し人であるナースは、例えばクライエントを指導し、「何かをしてあげる」のではなく、傍らに歩み寄り、寄り添うのである、「ただ」そばにいることで癒しの道具となり得るためには、自己を深く認識することが肝要であると述べています[2]。

Bさんの事例を通して、訪問看護師は、単なるケアを提供する存在ではなく、患者のなかにある潜在的な力を引き出し、心身の活動性を高めたり、苦悩のなかにあっても、何らかの幸せを自身で見つけ出せるようかかわる専門職であると学びました。

引用文献
1）Taylor, E. J. 江本愛子ほか監訳：スピリチュアルケア―看護のための理論・研究・実践, p11, 医学書院, 2007.
2）同上, p65.
参考文献
○ 渡辺裕子：在宅看護における家族看護のポイント　在宅看護論Ⅰ概論編（第3版）p175-197, 日本看護協会出版会, 2014.

3 子どもと家族の 「やりたいこと」を かなえるための支援

事例紹介

●本人の状況

　Ｃちゃん、２歳。

●病歴

　１歳３か月の頃、発熱により近医を受診。採血により異常が認められ、大学病院にて急性骨髄性白血病と診断されました。化学療法にて寛解状態を維持していましたが、４か月後に再発が確定し、他病院へ転院し化学療法が実施されました。非寛解のまま臍帯血移植が実施され、生着を確認しましたが、２か月後の１歳９か月のときに再発が判明しました。

●家族の状況

　移植後早期の再発であることから、１週間〜１か月の予後であることが両親に告げられました。両親が在宅での生活を希望したため、往診医による訪問診療と訪問看護が導入となり、帰宅することとなりました。

1 事例

1 ■ 本人の身体的状況

　臍帯血移植実施直後の全身状態がよいときには、母親と一緒に病棟内を歩いたり、座位で遊んでいたとのことでしたが、再発後は臥床していることが多く、自宅に帰ってきてからもほぼ布団に臥床していました。母親がそばを離れると啼泣がみられ、常に母親を求めている状況でした。腹水貯留や肝脾腫があること、不安や痛みから誰かに触られることを拒み、おむつ交換もやっとの状態で、動くことはみられませんでし

た。一方で、経口摂取はできており、ウインナーパンや芋けんぴ、チョコレートを好み、よく食べていました。また、中心静脈カテーテルより高カロリー輸液や薬剤投与、輸血をしていました。発熱がある場合は、適宜解熱鎮痛剤を使用しました。（**図3－1**）

図 3-1　Cちゃん経過

	3月11日	3月18日	3月25日	4月1日	4月8日	4月15日	4月22日	4月29日	5月6日	5月13日
	退院									永眠
治療	ブスルファン（マブリン）内服　3/23プログラフ中止、ブスルファン（マブリン）倍量へ			4/18ブスルファン（マブリン）増量						
	エトポシド（ベプシド）内服							5/2～隔日内服		
	シタラビン（キロサイド）							3日間		
	ガンシクロビル（デノシン）									
輸血	PLT　PLT週3	週4				週3				
	MAP　MAP週1	週2				週1		週2		
苦痛緩和	デキサメタゾンリン酸エステルナトリウム（デカドロン）　3/19開始									
	フェンタニル（フェンタニル）（アセリオ）6～8時間おき								5/11 4回/日	
	クロモグリク酸塩酸塩（レバニール）									
	ブプレノルフィン塩酸塩（レペタン）			4/13増量						
	ミダゾラム（ドルミカム）　3/16開始	3/23持続開始								
CV	プロピタック　エルネオパ20ml/h　ブメチジン（ガスター）、メトクロプラミド（プリンペラン）									
呼吸		3/22酸素導入			体温高くなった時のみ使用				5/12屑呼吸酸素使用	
体調	腹水、肝腫大　肝睡眠をかきやすい	3/16 39.7度	3/20 39度	肝臓、脾臓腫大増大		4/7久しぶりの笑顔		5/1アイセアミ（アセリオ）まだ効きにくい　食欲	ウインナーバン等は12日まで食べた	13日反応なくなった
	ウインナーバ、ショコラビー、ポカリ飲む									
エピソード	オセルタミビルリン酸塩（タミフル）	3/17アンパンマンミュージアム行く（横浜・観覧車）	3/26映画鑑賞		4/6お花見　オセルタミビルリン酸塩（タミフル）	4/7久しぶりの笑顔　オセルタミビルリン酸塩（タミフル）		4/30大きなお…ん姉誕生日会　5/4姉誕生日	5/7しゃぼん玉　5/8花火	
入浴						毎日			12日までお風呂 →	
往診	毎日往診　週2				週4					

2 ▪ 家族の状況

　両親は、完治の希望を捨ててはいませんでしたが、できるだけ苦痛なく家族みんなで笑って過ごせることを希望していました。両親と2人の姉の5人家族。父親は自宅で生活すると決めてから仕事を休職し、子どもとの生活を最優先にしていました。また、母親の両親や姉妹が近くに住んでおり、サポート体制は整っていました。小学生と幼稚園児の姉2人には、入院先の病院のCLS（Child Life Specialist）よりCちゃんの病気のことや別れが近いかもしれないといった話がされており、2人は今後起こりうる状況を理解していました。

2 アセスメントのポイント

1 ▪ 苦痛の緩和に関して

①症状、症状変化をつかむ工夫。

②先を見通した苦痛緩和の準備。

③日常生活が送れる工夫。

2 ▪ 本人・家族がかけがえのない時間を過ごすことに関して

①子どもの成長と発達を支え続ける緩和ケア。

②「家族で支えた」と思える配慮。

③本人、家族の想いを中心において伴走する。

3 看護計画

①痛みや不安を把握し、苦痛の緩和に努める。

②本人、家族の「やりたいこと」をかなえるための環境調整をする。

4 看護の展開

1 ■ 日常生活について

　退院後、毎日複数回訪問を実施しました。訪問開始時は初めて会った人への恐怖や何かをされることへの恐怖や不安、倦怠感などから触られることを拒否し、母親以外の人を寄せ付けず笑顔をなくしていました。日々、本人が気持ちいいと感じるようにマッサージをしながら身体に触れたり、遊びを通して仲良くなれるように努めました。また、往診医と現状を共有し抗うつ薬（クロミプラミン塩酸塩（アナフラニール））の点滴が開始されました。

　Ｃちゃんはお風呂が大好きだったのでお風呂に入れるように調整し、当初はなるべく両親と一緒に入ってもらいました。しかし、あるとき母親の話から、お風呂で身体を洗ったりお湯に浸かったりできていないことが判明しました。そこで、訪問看護師が主体となってお風呂で身体を洗うように変更し、姉妹や両親も参加しつつお風呂を楽しめるようにしました。

　「家族がやりきった」と思えるよう、本人のケアなどはなるべく家族が実施するように調整していましたが、ただ依頼するのではなく、どのようにしたらできるのか、どこまで訪問看護師が介入して実施したほうがよいかを、家族と相談しながらケアを組み立てていく必要がありました。

　訪問開始から約１か月、久しぶりにＣちゃんに笑顔がみられました。母親に近くにいてほしいと求めることは変わりませんでしたが、身体を触られることを受け入れられるようになり、訪問看護師とお風呂に入る際も笑顔を見せてくれるようになりました。

2 ■ イベント

　家族でやりたいと思うことをかなえるために、快適に、安全に外出が

できるよう環境を調整する必要がありました。Ｃちゃんは座位・立位保持が困難であったため、当院のリハビリスタッフに相談し、バギーの貸出しを行うことにしました。

①アンパンマンミュージアム

　自宅に帰ってきて約１週間後、家族全員でアンパンマンミュージアムへ出かけました。

　自家用車はなく、交通手段が限られた状態でしたが、当法人の知人の協力により交通手段を確保しました。また、訪問看護師は別の車で同行し、緊急時対応や必要時に手伝いができるように適度な距離を保って付き添うことにしました。

　点滴、解熱鎮痛薬の使用時間、感染症に罹患しないための予防薬の内服などあらゆる調整を前々から行い、イベントに備えました。

　当日、発熱や肝腫大があり、傾眠傾向であったためＣちゃん本人の反応はあまりみられませんでしたが、夜には家族全員で観覧車に乗り最後まで楽しむことができました。

　もしかしたらＣちゃんにとっては、倦怠感のほうが強かったかもしれませんが、両親の「家族でアンパンマンミュージアムに行く」という希望をかなえることができました。一つひとつのイベントは本人のためはもちろんのこと、残される家族にとっても大切な時間となります。家族が「自分たちでできた、やりきった」と思えるような配慮をすることが大切であると感じました。

②家での映画観賞会

　この頃、DVDを姉妹で見ている時間がよくありました。そこで、いつものDVD鑑賞ではなく家を飾り付けて祖父母を招待し、いつもとは違ったかたちで映画観賞という名のDVD鑑賞会を企画しました。当日は姉たちが飾り付けを担当し、ジュースや菓子を持ち寄って訪問看護師も参加して一緒に楽しみました。Ｃちゃんもお気に入りのアンパンマンチョコを食べ、座ってDVDを見ることができました。

③近くの公園での花見

　自宅近くの公園の桜をみんなでよく見に行っていたという話を両親から聞き、赤血球輸血後で本人の体調がよくなっているときを見計らって花見を計画しました。診療所からの指示でオセルタミビルリン酸塩（タミフル）を内服し、点滴をロックしてバギーででかけました。笑顔は見られませんでしたが、帰りたくないと言い、外の時間を楽しむことができました。年に一度の桜を家族全員で見ることができました。

④大きなかぶの劇（亡くなる2週間前）

　みんなで次は何をしようかと話していた際、姉2人が幼稚園で大きなかぶの劇をしたがやりたい役ができなかったと話していたため、大きなかぶの劇をしてＣちゃんに披露しようと企画しました。その途中、Ｃちゃんが久しぶりに笑い、おしゃべりもたくさんできるようになったため、急遽、Ｃちゃんと家族、訪問看護師で劇をして祖父母など親戚一同を招待して披露することにしました。

　当日は、全員が衣装やお面をつけて参加しました。Ｃちゃんは猫の役で、笑顔で「ニャー」とセリフを言いました。その様子を動画で撮影し、DVDにして家族にお渡ししました。

⑤次女のお誕生日会（亡くなる10日前）

　次女の誕生日が1か月後に控えていました。毎年姉妹の誕生日には自宅近くのファミリーレストランでお祝いをしており、またみんなで行きたいと両親から希望がありました。しかしＣちゃんは腹水・肝脾腫が増大し、全身の浮腫が顕著でした。往診医と相談し、ガンマグロブリン投与、オセルタミビルリン酸塩（タミフル）内服を行い、訪問看護師2名が付き添い、サチュレーションモニター、バッグバルブマスク、酸素ボンベを持参しました。また、この頃次女は母に甘えたい想いと我慢しなければいけない想いで葛藤しており、体調不良を訴えたり、笑顔が少なくなっていました。

　この日は次女が主役であるため、Ｃちゃんの行き帰りの支援は訪問看

護師が介入し、次女が両親に思いっきり甘えられる環境をつくりました。次女は母親に抱っこされて、とても満足そうな笑顔を見せてくれました。誕生日会の間は、訪問看護師は離れて家族だけで過ごせるように配慮しました。家族の恒例行事は、どのような状況であっても実現できるように環境調整していくことが医療者の役割だと感じました。

5 事例の振り返り

　ターミナル期の小児がんの本人や家族にとって家に帰るということは、「治療を諦める」「病院に見捨てられた」という想いを抱きやすいものです。家に帰ると決めてからも、さまざまな想いで家族はずっと揺れています。事例のＣちゃん家族も残された時間を有意義に過ごしたいという想いの一方で、完治を諦めずに治療を続けていきたいという想いで揺れていました。子どもを失うかもしれない親にとって、このつらい現状を受け入れることは難しく、最も考えたくないことです。

　医療者の役割は管理でも指導でもなく、両親の想いを受け止めて一緒に悩み、一緒に揺れて、一緒に手や心を尽くすことです。その過程で信頼関係を築くことができます。また、自宅に帰ってきたとしても最期の場所を「自宅」と限定するのではなく、病院であっても自宅であっても、その子やその家族らしくいられる場所となるように支援していくことが大切と思われます。

　Ｃちゃん自身も初めは恐怖や不安で触られることを拒否し、医療者を受け入れてくれませんでしたが、マッサージや遊びなど本人にとって気持ちのよいこと、楽しいことを日々の訪問でし続けることで少しずつ受け入れてくれるようになりました。

　触れないから触らないのではなく、なぜ触らせてもらえないのか、Ｃちゃんの嫌がる理由は何かを考えて対応していく必要があります。また、往診医と状態を共有し、必要時に薬剤の調整を依頼することも大切

です。Ｃちゃんが笑顔を見せなくなり、落ち着かない様子が見られた際、往診医に相談して抗うつ薬（クロミプラミン塩酸塩（アナフラニール））の点滴が開始されました。

その後落ち着いて夜間入眠できるようになり、１か月後には笑顔が見られるようになりました。抗うつ薬は最期の時まで継続されました。幼児の苦痛は医療者にとって把握が難しいですが、痛みや不安があるものとしてかかわり、アセスメントし医療者間で共有していくことが大切と感じました。苦痛を緩和していくためには誠実に対応していくことと同時に、タイミングよく薬剤を調整していくことも重要です。

Ｃちゃんの姉妹２人はCLSから説明を受けていたこともあり、事情を理解している様子でしたが、特に次女は自分も両親にかまってもらいたい想いと、それでもＣちゃんのために我慢しなければいけないとの想いで葛藤している様子が見られました。入院中、姉妹は面会できずに両親やＣちゃんと離れて暮らし、祖母と生活していました。今まで一緒に生活していた家族がバラバラとなり、我慢を強いられる環境はきょうだい児にとっても苦痛な状況です。だからこそ、自宅にいるときは姉妹を交えて遊んだり、ときには姉妹が主役となれるように配慮していく必要があると思います。Ｃちゃんも姉たちとお風呂に入ったり、シャボン玉遊びや戦いごっこ、花火などを一緒にすることでとても楽しそうに笑顔を見せてくれました。

医療者は「特別」ではなくて、姉妹にとっても自然な存在でいたいとう想いをもち、本人、姉妹と区別するのではなく、時にはただ自宅に遊びにきている人という想いでかかわっていました。医療的ケアのようにこれまでと違うことがあっても、今までとできる限り変わらない生活をすることが本人だけでなくきょうだい児にとっても大切なことです。

今後の課題として、現在、ターミナル期にある子どもに関して退院時カンファレンスが実施されることはほとんどありません。退院前から病院スタッフと訪問看護師や往診医でカンファレンスを実施し、情報共有

をしていくことで、限られた時間をよりよいものにでき、家族が「見捨てられた」と感じることも軽減できると思われます。また、デスカンファレンスを実施することでケースを振り返り、チームのメンバー一人ひとりの視点を全員で共有することもチーム全体の対応力をあげていくために必要と思われます。

参考文献
○ 前田浩利：子どもが元気になる在宅ケア，p204，南山堂，2017.
○ 大阪府立母子保健総合医療センター QOL サポートチーム：小児緩和ケアガイド，p23，医学書院，2015.

独居の認知症で、本人の意思に基づいて在宅看取りを行った患者への支援

1 在宅ケアに至った経緯

××年2月10日、初回往診に合わせて、訪問看護、訪問介護、ケアマネジャー、義妹、近所の友人が集まりカンファレンスが行われました。初回往診時の超音波検査では、中等度の心嚢水と重度心不全、右胸水を認めていました。そのため、訪問診療医からは予後1か月程であり、集中的な在宅ケアが必要であることが説明されました。

本人に意向を尋ねると、「できるだけ家ですごしたい」とはっきり自分の意思を述べたうえで、「こんなにたくさんの人が来てくれて、助けてくれてありがたい」と周りの人達への感謝の気持ちも表明されました。

　多職種で話し合い、連日の訪問看護と1日3回の訪問介護、週1回の訪問診療のほか、訪問薬剤指導を導入しました。近所の友人も、1日2～3回訪問し、安否確認をしてくれることになりました。

2 在宅ケアの展開

　まず、呼吸困難に対して在宅酸素療法が開始されました。退院時には塩酸モルヒネ徐放剤（10mg）1日3回の処方がされていましたが、中等度アルツハイマー型認知症のため、頻回の服薬は困難でした。そのため、1日1回の硫酸モルヒネ徐放剤（30mg）の内服に切り替え、他の薬剤も1日1回のものに変更したうえで、服薬確認することにしました。

　2月18日より食思不振が出現しましたが、大好きな果物や乳酸菌飲料などを少しずつ摂取することができていました。また、上大静脈症候群による手の浮腫が出現し、2月20日から夜間せん妄が出現しました。こたつの上掛けをはさみで切ったり、酸素濃縮器の電源を切ったりする危険な行為がみられるようになりました。そこで、夜間安否確認とケアのための巡回型のホームヘルプを導入し、深夜の見守り体制をつくるとともに、20時に訪問看護でブロマゼパム坐剤（セニラン坐薬）3mg、フェノバルビタールナトリウム坐剤（ワコビタール坐薬）100mgを挿肛し、夜間の間欠的鎮静を行い、夜間せん妄は改善しました。

　2月末からは、ベッド上での寝たきり状態となり、錠剤の内服が困難となったため、持続皮下注（モルヒネ塩酸塩水和物、ハロペリドール、ミタゾラム）に切り替えました。

　その頃今まで全くかかわりがなかった甥が、突然入院させることを強

く求めてきました。主治医が、本人のはっきりした在宅ケアの意向を確認していることを説明し、残された時間は数日であること、さらに現在のどのような体制でケアを行っているかについて詳しく説明しました。そのうえで、今入院する意味は全くないことを説明し、甥を納得させることができました。

3 看取りに向けての体制づくり

　3月2日からは連日の訪問看護のほか、1日6回の巡回型の訪問介護（夜間1回、深夜2回を含む）が導入され、看取りに向けて手厚いケアと見守り体制をとりました。

　本人は、痛みや呼吸苦を訴えることはなく、時折訴える渇きに対しては口腔ケアを実施しました。3月9日午前4時過ぎに、様子を見に行った近所の友人から連絡が入り、すぐに往診、自宅での看取りとなりました。

4 事例の振り返り

　認知症があっても本人の意思表明と選択の支援を丁寧に行い、本人の意思をアドボケートし、本人の思いにそった看取りを実現できました。

　独居で、家族の支援が全くありませんでしたが、短期間に医療・介護資源を集中し、多職種の連携と友人の支援などインフォーマルなかかわりを統合しました。刻々と変化するニーズに応じた細やかなケースマネジメントができたことで、中等度アルツハイマー型認知症をもつ独居の末期がんの患者の思いにそった在宅看取りが可能となりました。

5 多職種協働による本人・家族への一貫した支援

事例紹介

●本人の状況

　Ｅさん、50歳女性。長らく保育士として勤務し、多くの保母仲間から慕われ、友人も多い方でした。40歳の時に乳がんを発症、48歳時に肺転移を指摘されましたが、闘病中も保母（園長）として勤務を継続していました。

●病歴

　○年９月、強い肩痛のため当院緩和ケア外来を受診されました。頚椎転移による疼痛として、医療用麻薬を含む鎮痛薬治療を開始。その後、放射線治療（外照射の為紹介）等を併用し、疼痛緩和を行いました。

　それから２～３か月後、頚椎転移による右上肢の麻痺、がん性胸膜炎がほぼ同時に出現しました。胸膜癒着術のための入院を機に鬱状態、食思不振が出現、痩せのため寝たきり状態となりました。鬱状態に対してSSRIが投与され、○年２月より緩和ケア外来から訪問診療に移行しました。

●家族の状況

　夫と２人暮らしで、子供はいません。４人きょうだいの末っ子で、仲のよくないほかの３人の間をとりもつような存在でした。

1 在宅ケアの展開

　身体的ケアと心理的な支援のため、訪問看護が開始されました。訪問看護師による傾聴と心理的な支援に加え、薬剤の効果もあり、徐々に食欲、ADLが改善し、生活への意欲もみられるようになりました。

　右上肢の麻痺により着替えや家事ができないことについては、「１人

で着替えられるようになりたい」「高齢の母親が夕食準備をやってくれているが、少しでも自分でやれるようにしたい」という希望をもっていました。

当院の作業療法士（OT）に訪問を依頼し、片手でこれらの生活動作ができるような方法を指導し、練習を行いました。自分で更衣や食事の準備ができるようになり、Eさんはとても喜んでいました。

しかし7月に入り、健側上肢の麻痺も進行したため、再び更衣や調理を1人でできなくなりました。心理的支援のために、臨床心理士が自宅を訪問し、カウンセリングを行いました。そのなかで、夫や兄弟、年老いた母親、そして職場の同僚や友人全員にメッセージを贈りたいという希望が表明され、臨床心理士はメッセージセラピーの支援をはじめました。臨床心理士はメッセージを創ることは、本人のディグニティセラピーにもなると考えていました。

2 看取りに向けての体制づくり

9月に入り、播種性血管内凝固症候群（DIC）を発症、DICによる肺障害により呼吸不全が出現したため、在宅酸素療法（HOT）を開始しました。主治医から夫に、残された時間が少なくなっていることが説明されました。

夫は、家族の最期の思い出づくりのため、9月末に旅行を計画し、兄弟や母親をつれて温泉旅行に行くことができました。しかし、旅行先での最後の夜、Eさんは旅館で意識を消失したと、旅行先から主治医に相談の緊急電話が入りました。主治医は、予め渡していた情報提供書をもって、近くの救急病院を受診するよう指示しました。同病院ではDICに伴う脳出血と診断されました。夫は「最期は家で看てあげたい」と希望し、主治医と病院の医師が電話で相談し、病院の医師が同乗し、3時間かけて主治医の診療所の病棟に搬送してくれました（救急車は病院か

ら自宅には搬送できないため）。そして、すぐにそこから自宅退院とし、自宅に帰ることができました。

脳浮腫に対する治療を継続し、自宅に帰った当日の夜は意識がやや改善し、束の間でしたが、夫と母親、そして最も親しかった姉と会話することができました。

亡くなる前日の朝、酸素化がさらに悪化し、呼吸困難が増強、酸素量の調整とともに、モルヒネ持続皮下注を開始しました。

Eさんはすでに昏睡状態でしたが、好きなユーミンの曲が流れるなかで、多くの友人や同僚、親族が絶え間なく訪れ、穏やかな別れの時間が流れました。

その翌日の早朝、大好きな夫と姉が見守るなかで、穏やかに息をひきとりました。

3 事例の振り返り

臨床心理士と夫が「とてもいい人生だった」と感謝の意を示す本人のメッセージレターを仕上げ、葬儀の際、家族、友人に配りました。つながりが強い夫婦でしたが、本人のメッセージを仕上げることが夫のグリーフケアにもなりました。

主治医や訪問看護師だけでなく、作業療法士、臨床心理士など多職種のかかわりによって、Eさんの身体、精神的な苦痛をケアし、スピリチュアルな痛みに寄り添い、夫のグリーフケアまで一貫した支援ができたと思います。

6 看取りの時間のなかで行われた家族の和解

事例紹介

●本人と家族の状況

Fさん、86歳女性、一人暮らし。

夫が3年前に、同居していた次女が2年前に逝去、長女と三女はともに隣県に在住。

●発症までの家族の物語

夫が12年前に多発性脳梗塞を発症、遷延性意識障害、気管切開、胃瘻で当院から訪問診療と訪問看護を開始しました。介護をきっかけに、離れていた娘3人が話し合い、次女が仕事を辞めて、中心的に介護を担うことになりました。Fさんと娘たちは、入院中にたくさんつらい思いをしたため「二度と入院させたくない」という強い思いを持っており、訪問診療と訪問看護を受けながら、手厚い介護を行い、一度も入院させずに、10年後自宅で夫の最期を看取りました。

夫が亡くなる半年前に主介護者の次女が子宮小細胞がん（進行がん）と診断されました。次女はがん専門病院に通いながら、父親の介護と看取りを行い、抗がん剤で治療しながら父親の葬儀の喪主も務めました。

次女はしばらく当院の訪問看護を受けていましたが、最終的には「苦しむ姿を（同居している）母に見せたくない」と考え、ホスピスに入院することを決めました。ホスピスでも強い会陰部の痛みと下肢のむくみが緩和されず、つらい時間を過ごしたようです。熱心なクリスチャンの三女に勧められ、次女はFさんとともに洗礼をうけ、その数日後に亡くなられました。

次女の葬儀が終わった後、三女が信頼している牧師から、花束とともに「天に召されたことを御祝福申し上げます」というメッセージがFさんに届きます。Fさんは激怒して、「何よ！これは！」と花束を投げつけました。このことをきっかけに、遺されたFさんと三女の間に心の隙

間ができ、和解できずに時間がすぎました。夫に続いて次女を亡くしたFさんは、当院外来には引き続き通院はしていましたが、「全てを自然にまかせたい」とあらゆる検査は拒否されていました。

●病歴

Fさんは、それから2年たった〇年1月頃から痩せが目立つようになり、3月頃からは右季肋部痛が出現しました。それでも検査を受けないと言っていたFさんでしたが、3月下旬の外来受診時に主治医から説得され、採血と腹部単純CTを実施しました。

腹部単純CTで、膵頭部から胃幽門前庭部にかけて腫瘤影を認め、胃体部の不正な壁肥厚も認め、加えて、小弯腫大リンパ節腫大と腹膜播種、腹水貯留、多発性肝転移を認めました。採血ではCA19-9が1242U/mLと著増、トリプシン900ng/mL以上、リパーゼ491 IU/L　アミラーゼ　373IU/Lと膵酵素の上昇を伴い、膵頭部がんおよび胃がんの末期（がん性腹膜炎、多発肝転移）であると診断されました。

4月初旬、主治医は長女と三女に、Fさんの病状と予後が2～3か月であることを伝えました。そして、高齢であるが本人には理解力は十分あるので事実をきちんと伝えるべきであること、一人暮らしなのでどこで最期を過ごしたいかをFさんの希望を聞いたうえで考えてほしいと告げました。

4月中旬、長女、三女の立ち合いのもと、Fさんに進行した膵がんと胃がんで、肝臓に多発性転移、がん性腹膜炎があり、治療が難しいことを告げました。最期の時間をどこで過ごしたいかという問いに、Fさんは迷いなく、「夫と娘たちとの思い出が詰まっている家を離れたくない」と言いました。

再度、長女、三女と面談し、残された時間が非常に短いこと、最期の望みをかなえてあげるべきであることを告げ、最終的に「私達にまかせてくれませんか」とお話しました。長女は、自分の家の近くのホスピスへ入院し、自分が通って看たいと希望していましたが、最終的には同意しました。

独居のFさんの家に娘2人が交互に寝泊まりし、10年間夫にかかわってきた主治医と訪問看護師が協力して、在宅ケアが始まりました。オピオイド鎮痛薬や制吐剤等の内服で、痛みや嘔気はコントロールされ、訪問看護ではアロマやマッサージなど心地よいケアを受けました。

1 在宅ケアの展開

　Ｆさんは訪問看護師に、最期の望みを伝えていました。一つは「地域の踊りの仲間と、踊りの会にでたい」というものでした。踊りの会の前日に1500ccの腹水をぬき、身体を軽くして和服の帯を締め、亡くなる20日前に仲間と踊りの会に参加することができました。

　もう一つの望みは「夫と次女の法事をやってから旅立ちたい」というものでした。そのころになるとベッドから起き上がることはできませんでしたが、亡くなる10日前に自宅に僧侶を呼び、夫と次女の法事を無事に終えることができました。

2 看取りに向けての体制づくり

　その２、３日後よりＡさんはうとうとするようになり、亡くなる数日前には、意識低下と軽度のせん妄が見られるようになりました。お別れの日が近いことを長女と三女に告げ、亡くなる２日前からは２人一緒に寝泊りをするようにしました。

　亡くなる前日の夜、それまで昏睡に近い状況であったＦさんの意識がはっきりして、娘２人が話す子供の頃の思い出話に「うん、うん」とうなずいたり、微笑んだりする様子が見られました。その時に、次女が亡くなった後、母親と三女との間にずっとあったわだかまりについて、三女が「ごめんね」と言うとＦさんは穏やかな表情で首を振り、お互い許しあうことができました。

　Ｆさんは翌朝、娘２人に見守られ、苦しむことなく息を引き取りました。

3 事後の振り返り

　看取りの後、グリーフケアで訪れた際、三女は看取りの前日の出来事をふりかえり、「宝物のような時間がもてた」と話してくれました。人が亡くなる直前に意識がはっきりする時間のことを「なかよしの時間」といいます。看取りの時間は、遺された家族が後悔をせず、命を引き継いで自分の人生をしっかりと生きていくためにあるということを改めて感じさせられました。「（母を失ったことは）悲しいけれど、つらくはない」と言った三女の言葉が印象的でした。

索 引

監修・編集・執筆者一覧

■監修

公益財団法人日本訪問看護財団

■編集

平原佐斗司（ひらはら・さとし）
東京ふれあい医療生協梶原診療所

本田彰子（ほんだ・あきこ）
聖隷クリストファー大学看護学部

■執筆（執筆順）

平原佐斗司（ひらはら・さとし）—————————— 第1章1-1～7，第2章3-15，
　　　　　　　　　　　　　　　　　　　　　　　　　4-18，第3章4～6
東京ふれあい医療生協梶原診療所

高橋美保（たかはし・みほ）——————————————————— 第1章1-8
医療法人わげんホームケアクリニックえん、緩和ケア認定看護師

石垣靖子（いしがき・やすこ）——————————————————— 第1章コラム
北海道医療大学名誉教授

松山千華子（まつやま・ちかこ）————————————————— 第1章2
公益財団法人日本訪問看護財団立刀根山訪問看護ステーション、がん性疼痛看護認定看護師

茅根義和（ちのね・よしかず）——————————————— 第1章3-1～2
大森赤十字病院

若松九二子（わかまつ・くにこ）————————————— 第1章3-3
元東京ふれあい医療生協梶原診療所、がん性疼痛看護認定看護師

樋口敬子（ひぐち・けいこ）——————————————— 第1章3-4-1
有限会社AHKあんあんの家、緩和ケア認定看護師

鑓水理恵子（やりみず・りえこ）————————————— 第1章3-4-2
元医療法人財団創福会訪問看護ステーションふくろう等々力、緩和ケア認定看護師

蛭田みどり（ひるた・みどり）——————————————— 第1章3-4-3
ケアタウン小平訪問看護ステーション

腰本さおり（こしもと・さおり）————————————— 第1章3-4-4
東京家政学院大学人間栄養学部

小暮和歌子（こぐれ・わかこ）——————— 第1章3－4－5，第2章1－6，3－13，
4－19，4－21，第3章1
ふれあい訪問看護ステーション、訪問看護認定看護師

白田千代子（はくた・ちよこ）——————————————— 第1章3－4－6
元東京医科歯科大学大学院医歯学総合研究科

遠藤貴子（えんどう・たかこ）——————————————— 第1章3－4－7
東京医科歯科大学大学院保健衛生学研究科、Enterostomal Therapist

千葉恵子（ちば・けいこ）————————————————— 第1章3－5
亀田医療大学看護学部、緩和ケア認定看護師

中島朋子（なかじま・ともこ）——————————————— 第1章4－1
東久留米白十字訪問看護ステーション、在宅看護専門看護師、緩和ケア認定看護師

向後裕美子（こうご・ゆみこ）——————————————— 第1章4－2
元東京ふれあい医療生協梶原診療所

川上千春（かわかみ・ちはる）————————— 第1章5，第1章6－1
聖路加国際大学大学院看護学研究科

山﨑智子（やまざき・ともこ）——————————————— 第1章6－2
東京医科歯科大学大学院保健衛生学研究科

平原優美（ひらはら・ゆみ）——————————————— 第1章7－1
公益財団法人日本訪問看護財団事務局次長、在宅看護専門看護師

藤田真奈（ふじた・まな）—————————————— 第2章1－1，1－3
東京ふれあい医療生協梶原診療所

角充博（すみ・みつひろ）————————————— 第2章1－2，2－11
東京ふれあい医療生協梶原診療所

海渡翔（かいど・しょう）————————————— 第2章1－4，2－9
小日向診療所

山根亜希（やまね・あき）————————————————— 第2章1－5
東京ふれあい医療生協梶原診療所

田川京子（たがわ・きょうこ）—————————— 第2章2－7，2－10
東京ふれあい医療生協梶原診療所

渡邊仁（わたなべ・ひとし）————————— 第2章2－8，3－14
東京ふれあい医療生協梶原診療所

小林利津枝（こばやし・りつえ）————————————— 第2章3－12
ふれあい訪問看護ステーション、訪問看護認定看護師

住井明子（すみい・あきこ）————————— 第2章3－16，第3章2
ふれあい訪問看護ステーション、認知症看護認定看護師

金子美佐緒（かねこ・みさお）——————————————— 第2章3－17
ふれあい訪問看護ステーション

小山宰（おやま・つかさ） —————————————————— 第2章4 − 20
東京都立大学大学院博士後期課程

若村舞（わかむら・まい） —————————————————— 第3章3
訪問看護ステーションそら

Q&Aと事例でわかる訪問看護
緩和ケアと看取りの訪問看護

2021年9月1日　初版発行

監修…………公益財団法人日本訪問看護財団
編集…………平原佐斗司・本田彰子

発行者………荘村明彦
発行所………中央法規出版株式会社
　　　　　　〒110-0016　東京都台東区台東3-29-1 中央法規ビル
　　　　　　営業　　　　TEL03-3834-5817　FAX03-3837-8037
　　　　　　取次・書店担当　TEL03-3834-5815　FAX03-3837-8035
　　　　　　https://www.chuohoki.co.jp/

印刷・製本…株式会社アルキャスト
装幀デザイン……上村浩二
本文デザイン……荒井雅美（トモエキコウ）

ISBN 978-4-8058-5154-8
定価はカバーに表示してあります。
落丁本・乱丁本はお取り替えいたします。